"十三五"国家重点图书出版规划项目
天津市重点出版扶持项目

"癌症知多少"

新媒体健康科普丛书

结直肠癌

丛书主编 樊代明 郝希山

主　编 刘　巍

天津出版传媒集团

天津科技翻译出版有限公司

图书在版编目(CIP)数据

结直肠癌 / 刘巍主编. — 天津：天津科技翻译出
版有限公司, 2022.3
("癌症知多少"新媒体健康科普丛书 / 樊代明,
郝希山主编)
ISBN 978-7-5433-4100-5

Ⅰ.①结… Ⅱ.①刘… Ⅲ.①结肠癌–诊疗②直肠癌
–诊疗 Ⅳ.①R735.3

中国版本图书馆 CIP 数据核字(2021)第 018383 号

结直肠癌

JIEZHICHANG'AI

出　　版:天津科技翻译出版有限公司
出 版 人:刘子媛
地　　址:天津市南开区白堤路 244 号
邮政编码:300192
电　　话:(022)87894896
传　　真:(022)87893237
网　　址:www.tsttpc.com
印　　刷:天津海顺印业包装有限公司分公司
发　　行:全国新华书店
版本记录:710mm×1000mm　16 开本　8.25 印张　115 千字
　　　　　2022 年 3 月第 1 版　2022 年 3 月第 1 次印刷
　　　　　定价:28.00 元

丛书编委会

丛书主编

樊代明　　郝希山

丛书副主编

詹启敏　　于金明　　张岂凡　　季加孚　　王红阳　　赫　捷
李　强　　郭小毛　　徐瑞华　　朴浩哲　　吴永忠　　王　瑛

执行主编

王　瑛

执行副主编

支修益　　赵　勇　　田艳涛　　秦　茵　　陈小兵

插　画

张梓贤

编　者　(按姓氏汉语拼音排序)

艾星浩　　巴　一　　白　冰　　白　燕　　包　旭　　卜　庆
步召德　　蔡清清　　曹　振　　曹家燕　　曹伟新　　曹旭晨
陈　静　　陈　璐　　陈　平　　陈　彤　　陈　伟　　陈　妍
陈　艳　　陈　燕　　陈　宇　　陈翔翔　　陈昌贤　　陈点点
陈公琰　　陈金良　　陈警之　　陈凯琳　　陈可欣　　陈茂艳
陈倩倩　　陈田子　　陈婷婷　　陈希伟　　陈小兵　　陈小岑
陈小燕　　陈晓锋　　陈永顺　　陈育红　　陈昱丞　　陈治宇
陈子华　　陈祖锦　　程　熠　　程亚楠　　迟志宏　　丛明华

崔云龙	崔兆磊	戴东	丁超	董丽	董阿茹汗
董凤齐	董恒磊	董晓璠	杜娟	杜强	杜玉娟
段峰	段梦	段振东	范彪	范志松	方小洁
房锋	封磊	冯莉	冯敏	冯丽娜	冯梦晗
冯梦宇	付强	高婕	高劲	高明	高申
高炜	高秀	高岩	高伟健	弓晓媛	宫本法
关海霞	关莎莎	郭志	郭丹丹	郭婧瑶	郭姗琦
韩晶	何浩	何朗	何流	何毅	何帮顺
何江弘	何亚琳	和芳	贺斌	贺瑾	洪雷
侯秀坤	胡海涛	胡耐博	胡文雪	胡筱蓉	黄河
黄鼎智	黄慧强	黄金超	黄梅梅	黄敏娜	黄诗雄
黄文倩	黄育北	季科	季鑫	季加孚	季耘含
贾佳	贾晓燕	贾英杰	贾子豫	姜文奇	姜志超
蒋微琴	焦杰	金辉	金鹏	金希	金鑫
金雪	荆丽	井艳华	阚艳艳	康文哲	孔学
孔大陆	孔凡铭	孔轻轻	孔雨佳	雷海科	黎军和
李琛	李方	李红	李洁	李静	李娟
李力	李玲	李凌	李宁	李圆	李倩
李荣	李薇	李艳	李燕	李洋	李盈
李莹	李勇	李春波	李大鹏	李冬云	李昉璇
李国强	李海鹏	李虹义	李虎子	李惠霞	李慧锴
李慧莉	李家合	李嘉临	李建丽	李静燃	李利娟
李萌辉	李姝颖	李维坤	李文桦	李文杰	李文涛
李小江	李小梅	李晓东	李雅楠	李勇强	李之华
李志领	李志铭	李治中	力超	梁峰	梁菁
梁金晓	梁晓峰	廖书恒	廖正凯	林宁	林源
林立森	林贤东	林晓琳	林仲秋	凌小婷	刘晨

刘刚	刘昊	刘洁	刘姗	刘涛	刘巍
刘妍	刘阳	刘颖	刘昭	刘兵城	刘博文
刘长富	刘东伯	刘东明	刘冬妍	刘端祺	刘合利
刘红利	刘宏根	刘慧龙	刘家成	刘嘉寅	刘俊田
刘凌翔	刘盼盼	刘荣凤	刘少华	刘潇潆	刘晓园
刘筱迪	刘彦芳	刘艳霞	刘耀升	刘云鹤	刘云涛
刘志敏	卢仁泉	卢小玲	卢致辉	鲁军帅	鲁苗苗
陆鸣	陆舜	陆苏	路娜	吕强	罗迪贤
罗志芹	马虎	马帅	马薇	马翻过	马福海
马婷婷	马蔚蔚	马雪玲	孟晓敏	牟睿宇	穆瀚
聂蔓	宁晓红	牛文博	潘杰	齐立强	齐文婷
强万敏	秦磊	秦健勇	邱红	邱录贵	曲秀娟
瞿慧敏	饶群仙	任越	任大江	荣维淇	汝涛
沙永生	单玉洁	邵欣欣	邵志敏	佘彬	申鹏
沈琦	沈倩	沈文斌	施咏梅	石晶	石倩
石燕	石汉平	司同国	思志强	宋晨歌	宋春花
宋天强	宋亦军	苏畅	苏玲	孙婧	孙鹏
孙颖	孙彬栩	孙凌宇	孙文茜	孙现军	孙潇楠
孙雪影	孙艳霞	谭健	谭先杰	汤东	唐凤
唐丽丽	田洁	田艳涛	汪艳	王飞	王峰
王杰	王洁	王科	王莉	王龙	王琦
王蕊	王飒	王潇	王欣	王鑫	王迎
王盈	王莹	王宇	王钊	王勐	王艾红
王安强	王炳智	王丹鹤	王凤华	王海楠	王会英
王建祥	王建正	王晶晶	王景文	王军轶	王丽娟
王楠娅	王书奎	王舒朗	王晰程	王夏妮	王潇潇
王晓群	王艳晖	王玉栋	王玉珏	王园园	王志惠

隗汶校　魏　华　魏　凯　魏立强　魏丽娟　魏述宁
魏松锋　魏振军　闻淑娟　邬明歆　吴　楠　吴　琼
吴尘轩　吴航宇　吴小华　吴晓江　吴延升　吴胤瑛
吴月奎　伍晓汀　武　强　武佩佩　武云婷　夏　奕
向　阳　肖　健　肖　莉　肖书萍　谢玲玲　信　文
邢金良　邢晓静　熊　斌　熊青青　徐　泉　徐　彦
徐慧婷　徐瑞华　徐晓琴　许红霞　许婧钰　闫　东
阎　玲　严　颖　颜　兵　杨　波　杨　丹　杨　航
杨　丽　杨　敏　杨　双　杨合利　杨隽钧　杨李思瑞
杨佩颖　杨伟伟　杨子鑫　姚剑峰　叶　枫　易　丹
易峰涛　易树华　尹　玉　尹如铁　尤　俊　于　歌
于海鹏　于仁文　于晓宇　虞　夏　虞永峰　袁　航
运新伟　翟晓慧　战淑珺　张　斌　张　晨　张　帆
张　红　张　寰　张　慧　张　霁　张　娇　张　晶
张　莉　张　龙　张　蕊　张　偶　张　伟　张　玮
张　雯　张　欣　张　雪　张　瑶　张广吉　张国辉
张海波　张宏艳　张建军　张建伟　张丽丽　张凌云
张梦迪　张青向　张庆芬　张汝鹏　张师前　张炜浩
张潇潇　张小田　张笑颖　张玄烨　张雪娜　张瑶瑶
张亚萍　张一楠　张玉敏　张跃伟　张蕴超　张梓贤
赵　静　赵　峻　赵　坤　赵　群　赵　婷　赵　玮
赵　雯　赵　勇　赵洪猛　赵敬柱　赵林林　赵颂贤
赵锡江　赵志丽　郑　莹　郑爱民　郑传胜　郑华川
郑向前　支修益　只璟泰　周　晨　周　晶　周　岚
周　琦　周洪渊　周丽芯　朱　玲　朱津丽　朱晓黎
朱晓琳　朱颖杰　庄则豪　邹冬玲　邹燕梅　邹征云
左　静

《结直肠癌》编委会

主 编

刘 巍

执行主编

王 龙

副主编

冯 莉　　韩 晶　　王玉栋

编 者（按姓氏汉语拼音排序）

杜玉娟	范志松	冯 莉	韩 晶	洪 雷	金 辉
荆 丽	刘 巍	刘 妍	刘嘉寅	刘荣凤	刘志敏
牛文博	单玉洁	沈文斌	王 龙	王玉栋	杨子鑫
张 帆	张 红	张 慧	张 雪	张雪娜	左 静

丛书前言一

匠心精品，科普为民

人类认识癌症的历史源远流长。无论是古希腊时期的希波克拉底，还是中国古代的《黄帝内经》等早期医学文献，都曾系统描述过癌症。20世纪下半叶以来，世界癌症发病人数与死亡人数均呈快速上升趋势，尤其是20世纪70年代以后，癌症发病率以年均3%～5%的速度递增。癌症已成为当前危害人类健康的重大疾病。

我国自改革开放以来，经济、社会、环境及人们的生活方式都发生了变化，目前正快速步入老龄化社会，这导致我国在肿瘤患者人数快速增长的同时，癌谱也发生了较大变化。在我国，发达国家高发的肺癌、乳腺癌、结直肠癌的发病率迅速上升，发展中国家高发的胃癌、肝癌、食管癌等的发病率亦居高不下，形成发达国家与发展中国家癌谱交融的局面，这给我国的肿瘤防治工作带来了较大挑战。

为了推动肿瘤科普精品创作，为公众和广大患者提供一套权威、科学、实用、生动的科普丛书，在中国科学技术协会的大力支持下，中国抗癌协会组织数百位国内肿瘤专家，集体编写了本套丛书。

丛书的作者都是活跃在我国肿瘤科普领域的专家，通过讲座、访谈、文章等多种形式为广大群众特别是肿瘤患者及其家属答疑解惑，消除癌症认知误区，推进癌症的早诊早治。他们的经验积累和全心投入是本套丛书得以出版的基础。

本套丛书满足了两方面的需求：

一是大众的需求。中国抗癌协会通过各地肿瘤医院、肿瘤康复网站、康复会、患友会等组织问卷调研，汇总常见问题，以保证专家回答的问题是读者最关心和最渴望知道答案的问题。

二是医生的需求。在日常工作中，临床医生要用很大一部分时间来回答患者一些重复率非常高的问题。如果能把这些问题汇总，统一进行细致深入的解答，以图书的形式提供给患者及其家属，不仅能为临床医生节省很多时间，同时也能大大提高诊疗的效率。

丛书的出版不是终点，而是一个起点。本套丛书将配合中国抗癌协会每年的世界癌症日、全国肿瘤防治宣传周等品牌活动，以及肺癌、乳腺癌关注月等各类单病种的宣传活动，通过讲座与公益发放相结合的形式，传播防癌抗癌新知识，帮助患者树立战胜癌症的信心，普及科学合理的规范化治疗方法，全面落实癌症三级预防的总体战略。

本套丛书是集体智慧的结晶。衷心感谢中国科学技术协会对丛书的鼎力支持，感谢百忙之中为丛书的编写投入巨大精力的各位专家，感谢为丛书出版做了大量细致工作的出版社编辑，也感谢所有参与丛书筹备组稿工作的中国抗癌协会秘书处的工作人员。

希望本套丛书的出版能为国家癌症防治事业做一份贡献，为大众健康谋一份福祉。

郝希山

中国抗癌协会名誉理事长

中国工程院院士

丛书前言二

肿瘤防治，科普先行

一、肿瘤防治，科普先行

1. 健康科普，国家之需求

2016年，习近平总书记在"科技三会"上指出，"科技创新、科学普及是实现创新发展的两翼，要把科学普及放在与科技创新同等重要的位置。"这是中央领导从国家发展战略高度对新的历史时期科普工作和科普产业发展的新部署和新要求。2017年，"健康中国"作为国家基本发展战略被写进十九大报告，报告明确提出"健康中国行动"的主要任务就是实施健康知识普及行动。

2. 肿瘤科普，卫生事业之需求

恶性肿瘤的病因预防为一级预防；通过筛查而早期诊断，以提高肿瘤疗效为二级预防。世界卫生组织（WHO）认为，40%以上的癌症可以预防。恶性肿瘤的发生是机体与环境因素长期相互作用的结果，因此，肿瘤预防应贯穿于日常生活中并长期坚持。肿瘤预防在于降低发病率和死亡率，从而减少国家医疗资源的消耗，减轻恶性肿瘤对国民健康的危害和社会、家庭的经济负担。

3. 肿瘤科普，公众之需求

大数据表明，在中国，健康与医疗科普相关词条占总搜索量的57%。2017年国人关注度最高的10种疾病中，"肿瘤"的搜索量超过36亿次，跃居十大疾病之首，之后连续数年蝉联关注榜首位。这一方面说明公众对肿瘤科普有巨大需求，同时也反映了公众对癌症的恐慌情绪。一次次名人患癌事件、一段段网络泛滥的癌症谣言,时时处处诱发公众"谈癌色变"的心理。因此,消除癌症误区、建立正确的防癌观念是当前公民健康领域最重要的科普任务,肿瘤医学工作者责无旁贷。

4.肿瘤科普,患者之需求

恶性肿瘤严重威胁人类健康和社会发展。随着肿瘤发病率持续上升、患者生存期延长、个体对自身疾病的关注增加、患者参与诊疗决策的意愿不断增强,肿瘤科普已经成为刚性需求,涉及预防、诊疗、康复、护理、心理、营养等诸多领域。

5.肿瘤科普,大健康产业之需求

随着科普产业的进步和成熟,一批像果壳网、知乎、今日头条等科普资讯平台迅速发展壮大,成为国家发展科普产业的骨干力量。今天的科普产业正在走出科普场馆建设与运营、科普图书出版与发行、科普影视制作与传播、科普展教器具制作与展示等传统形式,迈向经济建设与社会发展更为广阔的前沿领域。科普的产业形态呈多元化发展,科普出版、科普影视、科普动漫与游戏、科普网站、科普旅游、科普会展、科普教育、科普创意设计服务等实体平台百花齐放。随着人口老龄化的加剧,肿瘤科普产业的规模正在不断扩大,这必将催生高水平多元化的科普产品。肿瘤防治,科普先行,利国利民。

二、科普先行,路在脚下

中国抗癌协会作为我国肿瘤学领域最重要的国家一级协会,在成立之日起,就把"科普宣传"和"学术交流"放在同等重要的位置,30多年来,在肿瘤科普工作中耕耘不辍,秉持公心,通过调动行业资源和专家资源,面向公众和患者广泛开展了内容丰富、形式多样的抗癌科普宣传。通过长期实践,协会独创出"八位一体"的科普组织体系(团队-活动-基地-指南-作品-培训-奖项-媒体),为我国肿瘤防治科普事业的模式创新和路径探索做出了重要贡献。

中国抗癌协会自1995年创建"全国肿瘤防治宣传周"活动,经过近30年的洗练,已成为肿瘤领域历史最悠久、规模和影响力最大、社会效益最好的品牌科普活动。养成良好的生活方式、早诊早治、保证有效治疗、提高患者生存质量等防癌抗癌理念逐步深入人心。从2018年开始，中国抗癌协会倡议将每年的4月15日设为"中国抗癌日"，并组织全国性的肿瘤科普宣传活动。

科普精品是科普宣传的最重要武器。中国抗癌协会的几代学者，传承接力，倾心致力于权威科普作品的创作，为公众和患者奉献了数量众多的科普精品。2012年至今10年时间里，中国抗癌协会本着工匠精神，组织数百名专家编写了本套丛书（共20个分册），采用问答的形式，集中回答了公众及患者在癌症预防、诊疗中的常见疑问。目前本套丛书已入选"国家出版基金项目""'十三五'国家重点图书出版规划项目""天津市重点出版扶持项目"等多个项目，取得了良好的社会效益。

随着近年来临床新进展不断涌现，新技术、新方法、新药物不断应用于临床，协会牵头组织广大专家，将防癌抗癌领域的最新知识奉献给广大读者朋友，帮助公众消除癌症误区，科学理性地防癌抗癌，提升公众的科学素养，为肿瘤防治事业贡献力量。

书之为用，传道解惑。科普创作有四重境界，即权威、科学、实用、生动。我们只为一个目标：让癌症可防可控。

肿瘤防治，科普先行；科普先行，路在脚下。

中国抗癌协会理事长
中国工程院院士

前　言

当前,有关结直肠癌的发生、发展的基础研究和临床研究,乃至转化研究及治疗等诸多领域发生着日新月异的变化。随着新药的不断上市,新技术的不断涌现,早筛、早诊、早治,多学科(MDT)团队及整合医学的理念已经深入人心,强调以患者为中心的支持治疗也在不断推广和落地,大大助推着结直肠癌的诊疗水平,使患者的生存和生活质量都得到了很大的改善。

本书贯彻"癌症是一种慢性病"的理念,从患者看待疾病的视角出发,以诊疗顺序为纲,以疾病全程诊疗为落脚点,分为结直肠癌的概述、诊断、治疗、其他治疗指引四大部分,通过对200余个话题的讨论,对结直肠癌进行全方位的梳理和介绍,深入浅出地展现结直肠癌的相关知识,消除公众和患者的认识误区。全书涵盖了大众较为关心的结直肠癌的发病原因、预防措施、诊疗重点、治疗方式等。本书还特别关注了患者的生活质量相关问题,比如造口护理、做个明智的"带癌生存者"、关注患者症状管理和心理支持,从实际操作层面为结直肠癌患者提供全方位的科学指导。

因为图书出版必然有所取舍,不能包罗万象,加之编写团队成员水平有限,本书中难免会有不妥、不足和遗憾之处。但我们初心未改,鼎力而为,希望能够以通俗易懂的表述,尽最大努力涵盖较为全面的知识,包括预防、诊断、治疗和康复的各个阶段,为患者及其家属解答他们感兴趣和存在困惑的话题,为他们提供指导和帮助。

我们希望公众通过阅读此书,可以正确认识结直肠癌的发生、发展,做到积极预防,有规律地进行防癌体检,达到早诊、早治;希望结直肠癌患者可以正确认识这一疾病,了解治疗中需要面临的各种治疗选择,以及如何应对不良反应和身心症状,尽可能保证规范、合理的治疗;希望患者家属能够用科学的方法有效帮助和鼓励患者度过诊断、治疗及康复的各个阶段,以积极乐观的精神感染患者,陪同患者进入慢性病的长期治疗和随访过程;同时,也希望基层医生能够在本书的指导下更好地对公众、患者及其家属进行辅导和教育,使他们更准确地认识疾病,积极应对,合理管理,携手医护、社工及多学科专业人员,帮助患者在抗癌之路上踏平坎坷,乘风破浪。

让我们共同携手让科普"活"起来,用有温度的文字书写最美的抗癌篇章。

2022 年 1 月

目　录

第一章　关于结直肠癌

第二章　结直肠癌的诊断

第三章　结直肠癌的治疗

直肠癌的放疗

临床试验

其他的治疗选择

第四章　其他治疗指引

第一章

关于结直肠癌

结直肠癌，一般也称为大肠癌，
包括结肠癌、直肠癌，是最为常见的
恶性肿瘤之一。

结直肠癌概述 ✏

▶ 结直肠在哪？

大肠是人体消化系统的重要组成部分,为消化道的下段,是从回肠末端至肛门的粗大肠管,其长度不一,平均长约 1.5 米。起自回肠,包括盲肠、升结肠、横结肠、降结肠、乙状结肠和直肠 6 个部分。全程形似方框,围绕在空肠、回肠的周围。大肠在外形上与小肠有明显的不同, 一般大肠口径较粗,肠壁较薄。盲肠和结肠还具有 3 种特征性结构:

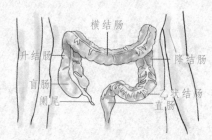

(1)在肠表面,沿着肠的纵轴有结肠带,由肠壁纵行肌增厚形成。

(2)由肠壁上的横沟隔形成囊状的结肠袋。

(3)在结肠带附近由于浆膜下脂肪聚集,形成许多大小不等的脂肪突起,称为肠脂垂。

▶ 大肠的作用

大肠主要分为结肠和直肠两部分, 结肠是大肠中从盲肠到乙状结肠这一段,它的功能是储存、分泌黏液,吸收少量的水、无机盐和部分维生素,形成和输送粪便。结肠黏膜内有杯状细胞,可分泌碱性液体,保护结肠黏膜,润滑大便,以助排便。后半部分结肠的吸收功能较强,主要吸收水分与钠,也吸收少量钾、氯、尿素、葡萄糖、氨基酸。结肠不产生酶,无消化作用,结肠内有很多细菌,以助消化。

直肠是大肠的最后一段,与肛门相通,其作用是储存粪便,具有产生便意、控制排便、分泌黏液等生理功能。在直肠中的粪便积累到一定程度后,直肠就会向大脑发出信号,人就会排出粪便。

肠壁分为几层?

肠壁由内向外依次为黏膜、黏膜下层、肌层及外膜。黏膜和部分黏膜下层向肠腔内的突起为半环形皱襞的断面,肌层膨大的部分为结肠袋。

(1)黏膜:无绒毛和环形皱襞,由内向外分为三层。

● 上皮。为单层柱状上皮,含较多的杯状细胞。

● 固有层。含大量肠腺和较多淋巴组织。肠腺为单管状腺,开口在黏膜表面。细胞组成与上皮相同,无帕内特细胞(潘氏细胞)。

● 黏膜肌层。为内环、外纵两层平滑肌。

(2)黏膜下层:疏松的结缔组织,含较大的血管、神经、淋巴管及脂肪细胞,无肠腺。

(3)肌层:为内环形和外纵行两层平滑肌,外纵肌在局部增厚,形成结肠带。

(4)外膜:为纤维膜或浆膜。

什么是结直肠癌?

结直肠癌,一般也称为大肠癌,包括结肠癌、直肠癌,是最为常见的恶性肿瘤之一。

随着经济的发展和人们生活方式的改变,我国结直肠癌发病率逐年上升,在所有肿瘤发病率中排名第2位。由于我国人口基数大,结直肠癌发病人数和死亡人数已超美国,其中,年轻人发病人数增加,总体发病平均年龄已接近发达国家,而且,大多数患者诊断时已为晚期。

▶▶ 结直肠癌的分类和症状

结直肠癌根据病理可分为管状腺癌、乳头状腺癌、未分化癌、黏液腺癌、小细胞癌等，根据部位可分为左半结肠癌、右半结肠癌、直肠癌和肛管癌。

通常，左半结肠癌患者的症状包括排便习惯改变、黏液血便或血便、肠梗阻等。由于肿瘤的增大，导致左半结肠腔狭小，故便秘多见。

右半结肠癌患者经常出现腹痛、贫血。部分患者可出现黏液或黏液血便、便频、腹胀、肠梗阻等症状，但远比左半结肠癌患者少见。

最后一种比较常见的结直肠癌类型就是直肠癌，往往患者出现便血、排便习惯改变。癌肿因受粪块摩擦而极易引起出血，多为鲜红或暗红色，与成形粪便不混合或附于粪柱表面，因而常被误诊为痔疮出血。患者由于病灶刺激和肿块溃疡的继发性感染，不断引起排便反射，易被误诊为肠炎。

▶▶ 长期便秘的人，是不是发生结直肠癌的概率更高？

便秘是指粪便在肠内滞留过久，秘结不通，排便时间延长或有便意而排便困难。健康人大多是每天排便一次，粪便柔软成形，排便通畅。若每周排便次数少于3次或长期无便意，即为便秘。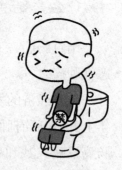

长期便秘就肯定会得结直肠癌吗？根据对现有证据的最新研究分析，长期便秘不会增加罹患结直肠癌的风险。在便秘人群中，结直肠癌的发病率并无明显上升。有研究提出，长期便秘可能会降低结直肠癌患者的生存率，但其原因尚不清楚，可能与结直肠的解剖结构和病理特征有关。如长期慢性便秘可导致直肠脱垂、痔疮、肛裂及憩室性疾病等，导致代谢产物对结直肠压力增大，并且由于时间延长，增加对结直肠黏膜的刺激。

▌▶ 结直肠癌发病初期有什么症状？

结直肠癌早期无症状或症状不明显，仅有腹部不适、消化不良、大便潜血等。随着癌肿进展，症状逐渐增多，表现为排便习惯改变、腹痛、便血、腹部包块、肠梗阻等，伴或不伴贫血、发热和消瘦等全身症状。结直肠癌因其发病部位不同而表现出不同的临床症状及体征。

结肠癌主要有四个方面的症状：其一，最早出现的症状为排便习惯改变与粪便性状改变，表现为排便次数增多、腹泻、便秘，或者腹泻与便秘交替出现，粪便中带血、脓或者黏液；其二，腹痛是早期症状之一，常为部位不确定的持续性隐痛，或者仅为腹部不适或腹胀感；其三，有腹部肿块，多为瘤体本身，有时可能是梗阻近侧肠腔内的粪块；最后，是肠梗阻症状，出现时大多已经是结肠癌的晚期症状，肿瘤导致肠腔缩窄或者堵塞肠腔所致。

直肠癌的主要临床症状为便血、排便习惯的改变及肠梗阻。

直肠癌早期无明显症状，癌肿破溃形成溃疡或感染时才出现如下症状：直肠刺激症状，表现为便意频繁、排便习惯改变、肛门下坠感、排便不尽感、里急后重感；肠腔狭窄症状，表现为大便变细、变形，在圆柱状的粪块表面带有凹槽，直至排便困难；癌肿破溃感染症状，表现为粪便表面带血与黏液，出现脓血便。所以，对于便血要高度重视，不要草率地下结论只是痔疮出血，尤其是以往有痔疮病史者。如果有出血加重、反复不愈等情况，要及时就医。

结直肠癌的发病原因与机制 ✐

▌▶ 结直肠癌的发病原因有哪些？

结直肠癌的发病原因尚未完全明确，主要原因包括：

（1）饮食习惯。如高蛋白质、高脂肪、低纤维素饮食者，结直肠癌发病率高。

（2）癌前病变。如腺瘤、血吸虫性结肠炎与溃疡性结肠炎等患者，容易患结直肠癌。

（3）家族史。家族成员中有人患过结直肠癌，其直系亲属患结直肠癌的风险较高。家族性肠息肉病是公认的癌前病变。结肠腺瘤、溃疡性结肠炎、结肠血吸虫肉芽肿，与结肠癌的发生密切相关；家族性肠息肉病、直肠腺瘤，尤其是绒毛状腺瘤，可能引发直肠癌。

虽然癌症发生的病因及病理非常复杂，其发病机制尚未完全阐明，但大量的流行病学和病因学研究已证实，通过改变我们的日常生活方式，改变我们的不良生活习惯，可以有效降低结直肠癌的发病率。如提倡饮食清淡，多吃富含纤维素的新鲜蔬菜、水果，对预防癌症大有益处；不吃霉变食物、戒烟、限制酒精（乙醇）摄入等，可以大大降低癌症的发生率。从癌症一级预防的角度，要预防和减少癌症的发生，就要倡导和养成良好的日常生活方式。

▐▶ 吸烟会导致结直肠癌吗？

吸烟有害身体健康，这是常识。香烟的烟雾中含有许多已证实的和可能的致癌物质，包括多环芳烃、亚硝胺和杂环芳香族胺等，其中后两者均与烟雾不直接接触部位（包括消化道）的肿瘤发生有关，这些物质可以通过全身血液循环到达器官，发挥毒性作用。

而吸烟是否与结直肠癌发生有关，早期研究存在争议。目前多倾向于吸烟是结肠癌发病的因素之一。

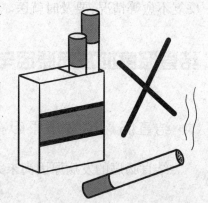

研究证实，吸烟者比不吸烟者死于肠癌的风险要高34%，并且吸烟的时间越长，肠癌的死亡率越高；而在女性人

群中,吸烟者的风险要高约 43%。癌症诊断后继续吸烟将增加死亡风险。专家认为,吸烟特别是长期、持续吸烟,与直肠癌死亡率升高密切相关。因此,建议吸烟者应当戒烟,并且越早越好,尚未吸烟者也不应开始吸烟。

▣▶ 喝酒会导致结直肠癌吗?

研究表明,有结直肠癌家族史的人每日摄入酒精量超过(包含)30mL 将增加罹患结直肠癌的风险。没有结直肠癌家族史的受调查者,则未显示出酒精摄入和罹患结直肠癌之间有相关性。

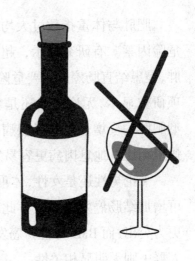

研究证实,饮酒者比不饮酒者死于结肠癌的风险要高。国外研究发现,每天饮酒男性的乙状结肠癌死亡率为不饮酒者的 5 倍。

▣▶ 喜欢吃辣椒会导致结直肠癌吗?

不会。对嗜辣人群的调查随访发现,嗜辣者发生结肠癌的概率低于不嗜辣者。而辣椒、姜、胡椒等辛辣食物还可能具有一定的防癌作用,其机制可能包括:

(1)辣椒碱能增加唾液分泌,促进食欲、改善消化。

(2)辛辣食物可刺激、加快肠蠕动,加速肠内容物排泄,带走肠道内积聚的致癌物质。

(3)辣椒碱对蜡样芽孢杆菌及枯草杆菌有较强的抗菌作用,对结核杆菌有抑菌作用。

(4)辛辣食物导致的味觉刺激,反射性地引起舒张压上升,可加快血液循环,增加肠道血管灌注量。

有研究显示,辣椒碱能诱导结直肠癌某些细胞株凋亡,阻止肿瘤细胞增长,对治疗结直肠癌可能有一定的促进作用。但也有人提出,辣椒碱亦可能促发肠癌细胞转移。已患结直肠癌及结直肠癌手术后的患者,还是建议减少进食辛辣食物。辛辣食物容易刺激肠道,引起腹泻等不适,也不利于手术愈合。

▶ 肥胖会导致结直肠癌吗?

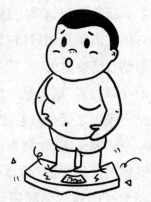

肥胖与体重指数过大均是罹患结直肠癌的危险因素。有研究显示,超重特别是中心型肥胖,是患结直肠癌的主要危险因素之一。已有多项研究显示,无论男性还是女性,高脂饮食、腹型肥胖均会增加患结肠腺瘤的概率,而结肠腺瘤也相比其他息肉病更容易发生癌变。

无论男性还是女性,体重指数(BMI)升高均可增加结肠癌发生风险,此现象在男性人群中更为突出;而 BMI 与直肠癌发病的相关性仅在男性人群中显现,在女性人群中则无明显相关性。

▶ 痔疮会导致结直肠癌吗?

内痔是肛垫的支持结构、静脉丛及动静脉吻合支发生病理性改变或移位的结果;外痔是齿状线远侧皮下静脉丛的病理性扩张或血栓形成的结果。内痔通过丰富的静脉丛吻合支与相应部位的外痔相融合,称为混合痔。

痔疮的病因尚不明确,可能的致病因素有:肛垫的弹性回缩作用减弱后充血、下移;久坐、便秘、妊娠、前列腺肥大、盆腔巨大肿瘤所致的局部静脉曲张;长期饮酒、进食大量刺激性食物造成局部充血;营养不良引起的局部组织萎缩无力等。主要表现有:

(1)内痔。无痛性间歇性便后出血、脱出。

(2)外痔。肛门部位不适,有坠胀、瘙痒、异物感,部分患者出现血栓或皮下血肿时还有疼痛感。

（3）混合痔。兼有内痔及外痔的症状。

由于痔疮的常见症状与直肠癌、肛管癌的部分症状十分相似，直肠癌、肛管癌容易被误诊为痔疮。但痔疮和直肠癌是发生在不同部位的两种不同性质的疾病，而且痔疮本身不会癌变，故而更不会进展为直肠癌。临床上有的患者是既有痔疮又有直肠癌，但直肠癌的发生并非痔疮所诱发。

▐▶ 结直肠癌的发病年龄

患结直肠癌的一大危险因素是年龄。年龄大于 50 岁者多发，结直肠癌发病的平均年龄是 72 岁。国内有研究证实，从 40 岁以后肠癌的发生率开始快速升高，80~85 岁时发病率达到高峰，与国际相关文献相似。

▐▶ 结直肠癌会遗传吗？其发病同什么基因有关？

30% 以上的结直肠癌有家族史，约 5% 的结直肠癌是由遗传变异因素引起。

家族史与患肠癌的风险关系非常密切。如果直系亲属中有被诊断为肠癌者，其本人的患癌风险会很高；如果亲属中有年轻时即患肠癌者或多个亲属患肠癌，其本人患癌风险就会更高，所以，结直肠癌与遗传是密切相关的。

某些基因病也可能使肠癌的发生率升高。

（1）林奇综合征，又称遗传性非息肉性结直肠癌，是最常见的引发肠癌的基因病，2% 的肠癌患者患有林奇综合征。

（2）家族性腺瘤性息肉病，是一种容易在 40 岁以后发展为肠癌的少见基因病，是由腺瘤性息肉病基因突变造成，本病早期为数百枚生长于结肠及直肠的息肉。还有衰减型家族性腺瘤性息肉病，其遗传学基础与家族性腺瘤息肉病相同,但症状较轻。

(3)MYH 基因相关性息肉病,也是一种容易发生肠癌的基因病,也会引起多发息肉的情况。

(4)PJ 综合征,又称黑斑息肉综合征,息肉可发生于胃、小肠和结肠,息肉性质常为错构瘤。

(5)锯齿状息肉综合征,是一种遗传性疾病,乙状结肠区域甚至全结肠范围可发现多个锯齿状息肉。此类患者罹患结肠癌的风险较其他患者明显升高。

▶ 患结直肠癌会很痛吗？怎么止痛？

结肠癌早期主要症状之一即为腹痛或腹部不适，直肠癌早期疼痛不明显,当肿瘤局部侵及相邻部位或转移至肝、骨、脑、淋巴结等处,导致局部组织器官受到挤压、牵拉、水肿、破坏等情况,就会产生局部疼痛和(或)牵涉痛。当肿瘤生长致肠梗阻时,局部浸润造成肠穿孔并由此引发出血和腹膜炎时,都会发生疼痛,而这些疼痛均为急腹症,多数情况下须行急诊手术治疗。

手术、放化疗等治疗是基本的止痛方法,但当其不能完全止痛时,应使用对症的镇痛药物及合适的药物剂量,以控制疼痛,镇痛药物能够明显改善大多数患者的症状。除了用药以外,还有其他很多方法能够缓解疼痛。

止痛也是支持治疗的重要内容之一，患者应将疼痛情况（包括部位、发作时间和性质)及其他不适及时、准确地告知医护人员,否则可能造成病情贻误,影响生活质量及预后。

▶ 结直肠癌能治愈吗？

通过规范的多学科综合治疗，相当一部分结直肠癌患者是可以治愈的,早期结直肠癌患者更容易治愈。同时，近年来越来越多的研究显示,有结直肠癌肝转移的患者,通过综合治疗也有治愈的可能。

手术能治愈疾病,但是有肝转移的患者大多失去了手术机会。很多Ⅳ期的肠癌患者是不能治愈的,但是有少部分患者经新辅助化疗、新辅助放疗及新辅助放化疗后,其癌肿缩小,转化为可行手术治疗,这就是转化治疗。在只有肝转移且转移灶较少时,并且在切除全部肿瘤后还留有能保持功能的足够肝脏的情况下,才有转化治疗的机会。除此之外,介入和射频消融也能弥补单纯手术的不足。

复发,是指恶性肿瘤经过各种有效治疗后得到痊愈或临床治愈,但一段时间过后,被治愈的肿瘤又重新开始生长。

结直肠癌的复发多在术后第 2 ~ 3 年内发生,正确地给予术前或术后放化疗均可降低复发率。

因肿瘤侵及肠壁较浅,故手术后Ⅰ期的患者复发率较低。相比之下,Ⅱ期的患者有更高的复发危险。因为有淋巴结、远处组织器官的转移,Ⅲ~Ⅳ期的患者复发率较Ⅰ~Ⅱ期患者更高。

与结肠癌复发相关的危险因素包括病理分化差、手术切缘阳性或切缘是否阳性未知、有肠梗阻、术中取得淋巴结数量较少、血管及神经受侵、肠穿孔、肿瘤发生部位敏感以及家族易感性。

因此,治疗后的随访十分重要,一般至少持续 5 年。

▐▶ 有没有针对结直肠癌的特效药?

化疗及靶向治疗 / 免疫治疗均为全身治疗,大多数药物是静脉给药,也有口服药物治疗。药物成分进入血液后,循环至身体的每一部分,攻击癌细胞。

常用于治疗结直肠癌的化疗药物主要有氟尿嘧啶类的 5-氟尿嘧啶、替加氟、卡培他滨、替吉奥;铂类的奥沙利铂;还有伊立替康、亚叶酸钙、雷替曲塞等药物。现在用于治疗结直肠癌的靶向药物也越来越多,如贝伐单抗、西妥昔单抗、帕尼单抗、瑞戈非尼、呋喹替尼等。近年来研究发现,免疫治疗也对部分结直肠癌有效,目前结直肠癌免疫治疗的适应证为 MSI-H(高度微卫星不稳定)或 dMMR(错配修复蛋白缺失)的结直肠癌。中药抗肿瘤药物在治疗过程中也可以起到一定的辅助作用。

根据病情,有些患者采取单药方案,有些则采取联合方案。有化疗药物的联合,有化疗药物与靶向药物的联合,也有免疫治疗药物的联合。化疗方案均是以周期(疗程)的方式给药,用药后还应休息一段时间。周期以药物方案的不同而变化,常见的为每周期 14 天、21 天方案。

大量的临床试验证明,以上药物的疗效和安全性都是比较可靠的,但是没有针对结直肠癌的特效药,所有药物都有一定的有效率。如果肿瘤稳定或缩小了,则证明此方案可行;如果肿瘤明显增大或出现复发、转移等情况,则说明该方案效果不佳,应更换其他方案。当前,应在标准治疗基础上探索基因检测指导下的个体化治疗,向精准治疗迈进。

▌▶ 怎样做才能降低结直肠癌的发病率?

(1)初级预防。初级预防的目的就是预防健康人群罹患结直肠癌。下面几点有一定预防作用:①加强身体锻炼;②保持有规律的作息;③保持愉快的心情, 不生闷气; ④控制体重,避免超重、肥胖;⑤戒烟、戒酒;⑥饮食方面少吃含动物脂肪较多的红肉,多吃乳制品及高钙或富含维生素 D 的食品,少吃腌渍食品;⑦多吃高纤维食物(如蔬菜)。另外, 应适当补充富含硒、β胡萝卜素、维生素 A、维生素 C、维生素 E 的食物,可使结直肠癌发病的风险降低。

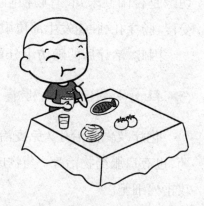

(2)药物预防。①非甾体抗炎药能减少结肠腺瘤的发生,而其中的昔布类可治疗家族性肠腺瘤,故此类药物有预防结直肠癌的作用,但不提倡滥用;②氨基水杨酸及 5-对氨基水杨酸钠可预防结直肠癌;③熊去氧胆酸可降低男性结肠腺瘤恶化的概率;④口服他汀类药物 5 年以上者患结直肠癌概率可能降低;更年期接受激素替代治疗可能会降低女

性罹患结直肠癌的风险,但是也可能造成已患肠癌女性病情的进展。

(3)及时治疗炎性肠病。长期患有溃疡性结肠炎、原发性硬化性胆管炎者的结直肠癌发病率高,应尽早就诊于消化内科治疗以上疾病,降低患癌风险。

(4)有家族史的人患结直肠癌的概率较高,因此家族史的筛查对于早期预防结直肠癌非常重要。

美国胃肠病学会建议年龄超过 50 岁者如有以下情况,应每 10 年做一次结肠镜检查:①父母、子女及兄弟姐妹中有 1 人患结直肠癌或高危腺瘤者;②腺瘤大小超过 1 厘米,或伴高度异型性增生者;③诊断腺瘤时年龄超过 60 岁者。建议年龄超过 40 岁,或明确诊断的时间比其患结直肠癌的最年轻亲属的年龄小 10 岁者。如有以下情况,应每 5 年做一次结肠镜检查:①父母、子女及兄弟姐妹中有 1 人患结直肠癌或不到 60 岁时即被诊断为进展期腺瘤;②父母、子女及兄弟姐妹中有 2 人患结直肠癌或高危腺瘤。家族中如有人患遗传性非息肉性结直肠癌、家族性腺瘤性息肉病等遗传病者,建议行基因检测。检测癌胚抗原(CEA)、CA19-9 等血清肿瘤标志物,亦可提高结直肠癌的检出率。

便潜血试验应用广泛,提高了结直肠癌的早期发现率,可以将结直肠癌的死亡率降低 15%~33%;免疫化学便潜血试验更加准确,但较昂贵。美国胃肠病学会建议:无结直肠癌家族史者,50 岁以后每 10 年检查一次结肠镜,且可每年进行一次免疫化学便潜血试验;若患者拒绝做结肠镜,则可选择每 5~10 年进行一次乙状结肠镜检查,或每 5 年进行一次 CT 结肠成像。推荐应用免疫化学便潜血试验方法进行癌症检测。

(5)监测。结肠镜可发现及鉴别结直肠癌,并能切除息肉。有 3 枚及以上腺瘤,并至少有 1 枚的大小超过 1 厘米者被视为高危人群,3 年

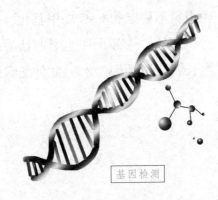

基因检测

内均应做结肠镜检查。通过结肠镜切除至少 1 枚大小超过 5 毫米的息肉，就能降低患结直肠癌的风险。所以，结肠镜对于腺瘤及息肉的监测非常重要。

▮▶ 正常的肠黏膜细胞是怎样演变成癌细胞的？

对结直肠癌而言，炎症可能是癌细胞起源的必要条件，而基因突变和染色体畸变才是癌变的充分条件。仅有炎症而无或少突变基因及无畸变染色体的增生细胞只能导致"一过性"的良性增殖（良性肿瘤），而既有炎症又有多突变基因或畸变染色体的增生细胞才会出现恶性转化（恶性肿瘤）。病原体感染或非可控性炎症造成染色体损伤及诱发基因突变的概率将大大提高。

肠癌通常来源于息肉，息肉是肠壁上皮生长的突出物，不是所有的息肉都会癌变，癌变者多为炎性息肉。

▮▶ 结直肠癌的发病机制是什么？

目前尚不明确，但半数以上来自腺瘤癌变。随着生物学技术的发展，人们认识到癌症发生、发展是一个多步骤、多阶段及多基因参与的细胞遗传性疾病。从腺瘤演变成癌的过程一般需要 10~15 年，此过程中的基因突变包括癌基因激活、抑癌基因失活、错配修复基因突变和基因过度表达。

除以上腺瘤癌变途径外，还有其他几种分子机制：染色体不稳定、微卫星不稳定和 CpG 岛甲基化。

此外，"肿瘤干细胞假说"认为：肿瘤组织中有一小部分细胞具备肿瘤生长、发展、复发的潜力，此种细胞被认为是肿瘤的发生根源。

癌症与健康的生活方式 ✎

▶ 为什么要关注患者的总体健康状况？

世界卫生组织根据现代社会人们的生活状况，提出人的健康应是躯体健康、心理健康、社会适应良好和道德健康的总和。这个定义既有生物学的特征，又有社会学的特征。世界卫生组织对影响健康的因素做了如下总结：对于人的总体健康状况来说，生活方式占60%、遗传因素占15%、社会因素占10%、医疗因素占8%，以及气候因素占7%。因此关注健康，不仅需要关注身体和心理，还要注意社会和道德因素。

▶ 什么是健康的生活方式？

选择健康的生活方式是获得健康、减少疾病的最简便易行、同时也是最经济有效的途径。健康的生活方式包含的内容很多，主要有以下6个方面：

（1）合理安排膳食。包括健康的饮食和良好的饮食习惯两大方面，多吃新鲜食物，少吃腌、熏食物，不吃发霉食物，少喝含酒精饮料。

（2）坚持适当运动。生命需要运动，过少和过量运动都不利于健康，个人可根据自己的年龄、身体状况和环境选择适当的运动种类。

（3）改变不良行为。包括戒烟、戒酒，规律生活，娱乐有度。

（4）保持平和心态。

（5）自觉保护环境。

（6）学习健康知识，自觉养成"健康、文明、科学"的生活方式。

第二章

结直肠癌的诊断

怀疑结直肠癌时，应去肿瘤专科医院的胃肠外科、消化内科或者肿瘤内科找专科医师进行检查，以明确疾病性质。

结直肠癌的诊断

▶▶ **直肠癌最容易被误诊为什么病？**

直肠癌最容易被误诊为内痔出血、息肉出血、细菌性痢疾、阿米巴肠病、直肠炎症等。

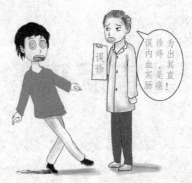

▶▶ **结肠癌最容易被误诊为什么病？**

结肠癌的早期癌变仅为黏膜层小结节时，临床上多无症状，只有少数患者在普查或体检时能被发现，多数发现不了；当病变已引起黏膜破溃时，可出现便血，排便习惯改变，常被误诊为内痔、息肉出血等；当病变侵犯肌层，癌肿表面破溃，范围扩大加深，合并感染，出现脓血便、黏液状血便、里急后重、腹痛时，则易被误诊为结肠炎。

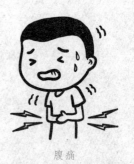

腹痛

▶▶ **出现便血和排便习惯改变时，应如何区分是痔疮所致还是直肠癌的早期症状？**

直肠癌的早期症状为便血和排便习惯改变，在癌肿局限于直肠黏膜时便血为唯一的早期症状者占 85%,可惜往往未引起患者和非专科医生的重视。虽然直肠癌出现便血等症状跟痔疮有些相似,但实际差别很大,可从以下几个方面鉴别:①便血颜色。痔疮者便血鲜红,便纸粘血,或排便时(包括便前、便时、便后)滴血、喷血,多数粘在大便表面或混在大便里;直肠癌患者便血的颜色为暗红,并含有黏液,呈黏液状血便,有时仅为大便表面粘有血迹,但便血的现象并不一定每次都发生。②大便形状。痔疮患者一般不会有大的变化;直肠癌患者常出现排稀烂便,大便变细,或多见有沟槽痕迹的情况。③排便习惯。痔疮患者一般排便习惯不会发生很大的变化;直肠癌患者大便次数明显增多,而且时间延长,实际上是由于肠道受到肿瘤脱落物的刺激,令患者总有便意,总有排便未尽感。患者若出现以上三种症状,千万不可大意,应及时到正规医院就诊。

▮▶ 中青年人群出现什么症状时应警惕?

中青年人群如有便血、排便习惯改变、贫血、消瘦、食欲缺乏者,应提高警惕,认真筛查。

▮▶ 中青年结直肠癌具有哪些特点?

中青年结直肠癌往往有恶性程度高、病程进展快、区域性淋巴结转移率高等特点,切除率低,预后不良,所以一旦误诊,会造成极其严重的后果。

▮▶ 我国结直肠癌的发病年龄

近年来,我国统计资料显示,结直肠癌发病中位年龄约为 45 岁,40岁以下者约占全部病例的 1/3,30 岁以下者为 10%~15%。我国结直肠癌发病年龄比高发国家提前 10~15 岁, 这是我国结直肠癌患病人群的一个显著特点。

▶ 怎样才能早期发现结直肠癌？

随着人们生活水平的提高，结直肠癌在我国的发病率有明显的上升趋势，因其早期通常只有消化系统的不典型症状，很容易被误诊为消化不良、胃肠炎、慢性结肠炎、痔疮或肛瘘等。因此，要高度重视结直肠癌早期的"十个警戒信号"，及时进行"一指三检查"（即直肠指诊、内镜检查、X线检查、大便潜血试验检查），以早期发现结直肠癌。

▶ 结直肠癌早期的"十个警戒信号"

这"十个警戒信号"是：

(1)体重突然减轻。

(2)原因不明的贫血。

(3)腹胀，腹痛，消化不良，食欲减退。

(4)腹部有块状物。

(5)大便带血，或出现黑色粪便。

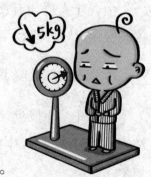

(6)大便中有脓血或黏液状血便。

(7)排便习惯改变，次数增多或腹泻。

(8)腹泻与便秘交替出现。

(9)大便形状改变，变细、变扁或带沟槽。

(10)检查发现有多发性息肉，或乳头状腺瘤。

▶ 结直肠癌治愈率如何？

早期结直肠癌治愈率可达 90%，较好的医疗中心治疗结直肠癌的 5 年生存率可达 55%~63%。其中 I 期结直肠癌患者 5 年生存率为 90%~95%，II 期患者为 80%~85%，III 期患者为 60%~65%，IV 期患者为 5%~10%。

确诊结直肠癌的检查方法

如何正确认识直肠指诊?

目前我国直肠癌的发病率占大肠癌总发病率的 60%~70%,并以腹膜反折以下的中低位直肠癌占大多数,通过简单易行的直肠指诊常可确诊。医生的示指伸入肛门直肠,一般可触到 8 厘米左右的范围,手指的感觉灵敏,对病变的大小、硬度、移动性、有无溃疡、出血、扩散、转移都能有效感知,比内镜、X 线等更为准确,所以,一般认为直肠指诊是发现早期直肠癌最有价值的方法。然而,有些人就是害怕直肠指诊,有了症状宁可胡乱吃药,也不去认真检查,结果延误了直肠癌的早期发现。因此,患者应当配合医生的检查,即使自己没有感到什么症状,体检或普查时也应让医生摸一下肛门直肠,有不少早期直肠癌就是通过体检或普查发现的。

内镜检查可应用于哪些疾病?

内镜是一种光学仪器,它由体外经人体自然腔道送入体内,对体内疾病进行检查,可直接观察到脏器内腔病变,确定其部位、范围,并可进行拍片、活检或刷片,大大地提高了肿瘤的诊断准确率,并可进行某些治疗。现在内镜应用广泛,如胃镜检查胃癌,支气管镜检查肺癌,食管镜检查食管癌,乙状结肠镜检查直肠癌、乙状结肠癌,膀胱镜检查膀胱癌,喉镜检查喉癌,鼻咽镜检查鼻咽癌,阴道镜检查宫颈癌、阴道癌等。

什么是肛门镜检查?

肛门镜在肛肠科大多数应用于肛门、直肠疾病的精确检测及治疗,包括外痔、内痔、混合痔、肛瘘、肛裂、肛门瘙痒、肛门脓肿、直肠脱垂、直肠息肉等多种肛肠疾病。

目前临床上多应用电子肛门镜,其技术优势主要为:医患双方清晰、准确、直观地了解病情,避免误诊、误治,从而为临床治疗提供可靠依据。其技术突破主要体现在可对肛肠内部深层病灶部位进行图像采集、实时诊断,消除传统肛镜检查和肛门指诊容易误诊的弊端。

其大体步骤为:先做直肠指诊,然后右手持肛门镜并用拇指顶住芯子,肛门镜尖端事先涂上润滑剂,用左手拇指、示指将右臀拉开,暴露肛门口,用肛门镜头部按摩肛缘,使括约肌放松,再朝脐方向缓慢插入,当通过肛管后改向骶凹,进入直肠壶腹部。

将芯子取出,取出后要注意芯子上有无血渍及血渍的性状,若直肠内有分泌物,可用镊子钳上棉花球擦净,然后再详细检查;查看黏膜颜色,注意有无溃疡、息肉、肿瘤及异物,再将肛门镜缓缓地向外抽出,在齿线处注意内痔、肛乳头、肛隐窝或肛瘘内口等。

需要特别注意的是,肛门镜检查前一般先进行视诊和指诊,如发现有肛裂、直肠狭窄和脓肿者,则不要做肛门镜检查。需要进行肛门镜检查者,应在麻醉下进行。

▮▶ 什么是乙状结肠镜检查?

乙状结肠镜检查是诊断乙状结肠疾病的一种检查方法。通过乙状结肠镜可以直接观察直肠及乙状结肠的肠壁黏膜等的形态,并可实施活体组织标本采集,对于诊断慢性痢疾、结肠炎、血吸虫病、息肉、肿瘤、肉芽肿、憩室或憩室炎、巨结肠、肠套叠或扭转等有一定价值。还可作为治疗仪器,对预防及早期发现直肠癌和乙状结肠癌有着重要的意义。

乙状结肠镜检查的禁忌证有:先天性或后天性直肠或乙状结肠狭窄,肠道严重炎症,门静脉高压并发痔静脉曲张,大量腹水及腹内肿瘤,妊娠期,心、肺衰竭及年老体弱,有出血倾向等。

▣▶ 什么是光导纤维内镜检查？

光导纤维内镜在医学上简称为"纤镜"。纤镜在临床医学中应用广泛，是直接观察人体内脏器官的组织形态是否发生病变的一种常用医疗光学仪器。纤镜的光纤是由几万根直径 20 微米以下的光学纤维组成，其两端按严格的顺序关系黏结起来，再套在塑料管中，便组成光学纤维管，既能导光又能导像，大大提高了诊断的准确度。目前，应用光导纤维内镜技术包括胃镜、膀胱镜、食管镜、子宫镜、结肠镜等。随着光纤技术的进一步发展，医用内镜检查日趋广泛，诊断、治疗合为一体，纤镜诊断配合治疗正日趋完善，向自动化方向发展。

▣▶ 结肠镜检查前需要做什么准备？

结肠镜检查之前需要准备：

(1)饮食。检查前 2~3 日进少渣、半流质饮食，检查前 1 日进流食，检查前 1 日晚 8 点后禁食，直到检查完毕。

(2)清洁肠道。常用的口服肠道清洁剂有番泻叶、甘露醇、硫酸镁、聚乙二醇电解质溶液、磷酸钠盐类。亦可采用清洁灌肠。

▣▶ 钡剂灌肠、双重对比造影、腹部平片对发现结直肠癌有何意义？

在结直肠癌的诊断中，X 线检查是目前最常用、简单而有效的诊断技术。而 X 线检查包括钡剂灌肠、双重对比造影、腹部平片等。

(1)钡剂灌肠检查：是检查结肠器质性病变的常用方法，可较好地显示结肠的轮廓，观察结肠病变。主要征象为黏膜局部变形、蠕动异常、肠腔狭窄、充盈缺损等；对较小的，特别是直径小于 2 厘米的早期癌症显示常有困难。当考虑可能存在肠穿孔、肠坏死、肠梗阻时，不能进行钡剂灌肠检查。

（2）双重对比造影：可观察结肠的细微结构，此种检查方法使肠内存留钡剂较少，肠腔显示面扩大，造影效果显示良好，大大提升了早期结直肠癌和腺瘤的发现率和诊断正确率，对结直肠癌的诊断远较常规钡剂灌肠高，尤其有助于诊断结肠内带蒂的肿瘤。目前已成为放射科常规检查。

（3）腹部平片检查：适用于伴发急性肠梗阻的病例，可见梗阻部位上方的结肠有充气、胀大的征象。

▮▶ 什么是大便潜血试验？

大便潜血试验是测定消化道出血的一种方法，主要用于检测肉眼不可见的少量出血，也称为"邻联甲苯胺法"。大便潜血试验快速简单，是当前结直肠癌普查中使用最广泛，且评估最多的一项检查。

某些类型结直肠癌的发生和进展，可以没有任何早期警告性症状，肿瘤可在大肠内壁生长数年后才扩散到身体其他部位。在没有出现任何症状前，增生的组织通常会渗出少量血液，血液进入大便中被排出，大便潜血试验就可以检测出大便中的少量血液成分。多次、持续性潜血试验阳性，提示消化道慢性出血，应进一步检查，警惕胃肠道肿瘤的存在。

▮▶ 如何判断大便异常？

首先，正常大便是什么样？从大便的颜色来看，正常情况下大便为黄褐色，一般为圆柱形，婴幼儿浅褐色和金黄色的大便也属正常。从大便次数来说，一般一天排便一次或者两到三天排便一次都是正常的，有不同体质的人四五天排便一次也是正常的。从大便臭味来说，爱吃肉食的人大便臭味会比较重，素食主义者大便臭味相对来说比较轻。

大便异常包括：

（1）大便鲜红且呈糊状，可能患急性出血性坏死性小肠炎，这是由于暴饮暴食或吃了不洁净的食物。

（2）大便表面附着鲜红的血滴，不与大便混杂，常见于内痔、外痔和肛裂。如果有血液附在大便表面，而且大便变成扁平长条形状，应去医院检查是否患直肠癌、乙状结肠癌、直肠溃疡等。

（3）大便暗红似果酱，并有较多的黏液，可能患阿米巴痢疾，阿米巴是大便中的一种寄生虫。患细菌性痢疾的患者，排出的大便也有黏液和血，但不像阿米巴痢疾患者的大便那样有恶臭味。

（4）大便呈柏油样，又黑又亮，常为食管、胃、十二指肠溃疡出血所致。此外，食管静脉瘤出血、暴饮暴食后连续呕吐，或食管和胃黏膜交界处血管破裂出血时，也能见到黑色柏油样便。

（5）大便灰白似陶土，提示胆汁进入肠道的通道已被阻塞，消化道内没有胆汁。胆汁只好通过血液循环沉积于皮肤，使皮肤发黄。胆结石、胆管癌、胰头癌、肝癌等都可能成为胆汁流入消化道的"拦路虎"，导致灰白便。

（6）大便红白、像鼻涕，这是急性细菌性疾病的典型特征。它是一种脓、血、黏液的混合物。慢性结肠炎的患者，也常见该表现。

（7）大便呈白色泡沫油脂状，常是由于消化吸收不良。幼儿出现这种情况，称为幼儿乳糜泻。

（8）大便稀红，可能是大肠黏膜出血。若混有黏液和脓，应检查大肠黏膜有无炎症。

▶ 大便出现异常应该去哪一科就诊？

如果大便在颜色、性状、排便规律等方面发生改变，可前往消化内科、肛肠外科、肿瘤科等科室就诊，完善相关检查，明确大便异常的原因，并有针对性地进行治疗。

▮▶ 如何看待癌胚抗原(CEA)升高？

结直肠癌组织可产生一种糖蛋白，作为抗原引起患者的免疫反应，该抗原即为癌胚抗原，因其最初发现于结肠癌和胎儿肠组织中，故得此名。癌胚抗原广泛存在于内胚叶起源的消化系统之中，也存在于正常胚胎的消化系统组织中，在正常人的血清中也可有微量存在。癌胚抗原是一个广谱性肿瘤标志物，能够反映出多种肿瘤的存在，对结直肠癌、乳腺癌和肺癌的病情进展、治疗、监测和预后判断有一定的价值。

癌胚抗原升高常见于结直肠癌、胰腺癌、胃癌、乳腺癌、甲状腺髓样癌等。但在吸烟者、妊娠期人群和心血管疾病、糖尿病、非特异性结肠炎等疾患相关人群中，15%~53%可见血清癌胚抗原升高，所以癌胚抗原不是恶性肿瘤的特异性标志，灵敏度不高，对肿瘤早期诊断作用不大，在诊断上只有辅助价值。此外，血清癌胚抗原水平与结直肠癌的分期有明确关系，病变越趋于晚期，癌胚抗原浓度越高；但也有少数结直肠癌患者自始至终癌胚抗原并不升高，一直处于正常范围内。

▮▶ 如何看待 CA19-9 升高？

CA19-9 是一种黏蛋白型的糖类蛋白肿瘤标志物，为细胞膜上的糖脂质，是胰腺癌和结直肠癌的标志物。在血清中，它以唾液黏蛋白形式存在，分布于正常胎儿的胰腺、胆囊、肝、肠，以及正常成年人的胰腺、胆管上皮等处，是存在于血液的胃肠道肿瘤相关抗原。CA19-9 升高常见于：

(1)大部分胰腺癌患者。

(2)肝胆系癌、胃癌、结直肠癌的患者。

(3)慢性胰腺炎、肝硬化、肾功能不全、糖尿病等的患者(轻度升高)。

▮▶ 看纤维肠镜活检组织的病理报告，应关注什么？

看纤维肠镜活检组织的病理报告，首先应关注是良性疾病还是恶性疾病,恶性疾病往往涉及"癌""肉瘤"等词汇,如果是恶性,那么需要进一步明确恶性的分化程度。此外,还需要关注病变累及的部位、浸润程度,以及肿物的大小。一般而言,分化程度低、病变累及部位多、浸润程度深、肿物大,这些因素均提示恶性程度高,预后不佳。

纤维肠镜的病理报告

看纤维肠镜的病理报告,应关注哪些?

▶ 确诊结直肠癌后应完善哪些检查?

当明确结直肠癌的诊断以后,就需要关注下一步治疗的问题了,治疗策略是与肿瘤的分期相关的。对于一个初治的患者,除了需要明确肠道的肿物外,还需要明确是否存在远处转移。影像学检查是必不可少的,包括 CT、磁共振成像(MRI)或者正电子发射计算机断层扫描(PET)等,这些检查需要在医生的指导下选择,此外还需要进行血液学的检查。如果下一步要进行手术、化疗、放疗等治疗,需要在相关医生的指导下进行治疗前的检查,避免治疗风险。

▶ RAS、BRAF、MSI 基因及 MMR 蛋白表达检测的意义是什么?

随着各种靶向/免疫药物的开发和应用,个体化治疗已成为晚期结肠癌治疗的趋势。而针对治疗的基因检测越来越受到临床医生的重视,其中,RAS、BRAF 基因检测可以筛选出对于某些可能有效的抗 EGFR 靶向药物;MSI 基因及 MMR 蛋白表达检测可以提示患者可能对免疫治疗有较好的疗效。以上项目已被多项指南(如 NCCN 指南、CSCO 指南等)列为临床治疗必检项目,这样可以帮助医生对肿瘤患者选择最有效的治疗方法,从而实现肿瘤患者的个体化治疗。

▶ 通过哪些检查可以明确能否手术?

一般而言,对于无远处转移、病灶局限的患者,是能够进行手术治疗的。目前,对于仅存在可切除肝转移的肠癌患者,同样建议手术治疗。因此,明确患者是否存在转移,以及转移的部位显得尤为重要。其中,CT是比较常规的检查手段,但对于腹腔脏器,磁共振成像(MRI)检测则更优于 CT 检查,在肿瘤标志物升高明显、常规检查未找到转移灶时,亦可选择正电子发射计算机断层扫描(PET)检查。该检查可检测出体内代谢增强的部位,对于明确全身肿瘤分布具有重要的意义。

▶▶ 出现肝转移能手术吗?

肝转移是结直肠癌患者最主要的死亡原因,因为绝大多数的肝转移灶是无法获得根治性切除的。局限的肝脏病灶,只要预计切除后不影响机体正常代谢功能,是可以进行手术切除的;而弥漫性的肝转移,一般不主张进行手术切除,但少部分最初无法切除的肝转移灶,经治疗后可以转化为可切除的病灶。通过多学科合作对结直肠癌肝转移患者进行全面评估,制订个性化的治疗目标,开展相应综合治疗,可以有效提高肝转移灶手术切除率和患者 5 年生存率。

▶▶ 什么是结肠癌 TNM 分期?

结肠癌的分期目前采用的是美国癌症联合委员会 (AJCC)/ 国际抗癌联盟(UICC)联合制定的分期系统,包括 T、N、M 三部分,其中,T 表示原发肿瘤侵及组织的程度,N 代表区域淋巴结的数量,M 代表远处转移。综合以上三种因素,对结肠癌进行分期,分别为 0 期,I 期,Ⅱa 期、Ⅱb 期、Ⅱc 期、Ⅲa 期、Ⅲb 期、Ⅲc 期、Ⅳa 期、Ⅳb 期、Ⅳc 期。

▶▶ 结直肠癌的 Dukes 分期是如何分期的?

Dukes A 期:癌肿浸润程度限于肠壁内。Dukes B 期:癌肿侵及浆膜或浆膜外,无淋巴转移。Dukes C 期:癌肿有淋巴转移,局限于结直肠附近;或转移至系膜或系膜根部。Dukes D 期:癌肿远处转移或腹腔转移,广泛侵及邻近脏器而无法切除。

▌▶ 直肠黏液 T 抗原试验是什么？

直肠黏液 T 抗原试验又称为半乳糖氧化酶试验，是检测结直肠癌及癌前病变特异标志物的简便方法，只需要将直肠指套上的黏液涂抹在特制的纸膜或玻片上，经半乳糖氧化酶反应及试剂显色，便可判断患者的肠黏膜是否有 T 抗原表达。经临床及普查验证，该试验对结直肠癌的检出有较高的敏感性和特异性。将其用于普查，与免疫潜血试验筛检结直肠癌有互补效果，但也存在一定的假阳性和假阴性。

▌▶ 结肠癌诊断最有效的手段是什么？

结肠癌的诊断分为若干部分，包括病灶部位、病理类型、分化程度、分期等。首先进行肠镜检查，明确病理是至关重要的。如果患者进行手术，对手术标本的病理检查可以验证之前的肠镜检查结果，同时也可以进一步明确 TNM 分期。总之，病理检查是结肠癌诊断的"金标准"。

▌▶ 怀疑结直肠癌应该去看哪个科？

怀疑结直肠癌时应该去肿瘤专科医院的胃肠外科、消化内科或肿瘤内科，找专科医师进行检查，以明确疾病性质。

第三章

结直肠癌的治疗

初始治疗是确诊结直肠癌后最主要的治疗方式。例如，确诊为可切除肿瘤的患者，初始治疗可为手术治疗；而确诊为转移性结直肠癌的患者，初始治疗应首选全身性化疗。

手术治疗 ✒

Ⅱ▶ 外科的职责和分工是什么？

外科是以手术治疗为主的科室。结直肠癌的治疗目前仍是以手术为主的综合治疗,外科手术是治疗结直肠癌的重要手段,目前是唯一有可能治愈结直肠癌的方法,但是根据肿瘤分期的具体情况,手术并不一定是首选的治疗方式。

Ⅱ▶ 结直肠癌手术前要做哪些准备？

结直肠癌手术前的准备主要包括三个方面:

(1)手术耐受性评估。包括术前常规检查,如血常规、凝血功能、肝肾功能、心电图、B超及CT等检查,评价患者是否能够耐受手术及是否有手术禁忌证等。

(2)生理准备。包括饮食调整为无渣饮食,服用泻药及洗肠等清洁肠道,术前备皮,术前练习咳嗽、咳痰等,有些患者还需要术前控制其他疾病及给予营养支持等。

(3)心理准备。包括术前心理辅导,缓解患者及家属的紧张情绪,对于需要肠造口患者,应在术前给予其特别的解释,以缓解造口带来的心理压力。

Ⅱ▶ 结直肠癌手术前的注意事项有哪些？

(1)一般需要3天的肠道准备,包括无渣饮食,如藕粉、小米汤等;服用泻药,如甘露醇、50%硫酸镁、果导片及聚乙二醇电解质散剂等,或根据情况灌肠或洗肠。

(2)术前需要6小时禁食、4小时禁饮。一般术前晚上10点以后就不要进食了,特别强调不进食是指不要吃任何食物。

（3）如果患者睡眠不好,可以在术前一晚找值班医师给予安定等药物帮助睡眠。

▶ 结直肠癌手术治疗的方式有哪些?

结直肠癌的手术治疗包括根治性手术、姑息性手术、联合脏器切除术、短路手术及单纯探查术等。根治性手术是指在肉眼状态下完整地切除肿瘤、肿瘤两端足够的肠管、可能转移的淋巴结区域及发现的远处转移灶。姑息性手术是指肿瘤可以切除,但是因病期较晚,肿瘤已侵及重要血管脏器等,或多处远处转移灶导致无法完全切除。联合脏器切除术是指切除肿瘤侵及的邻近脏器,或可切除远处转移灶,如直肠癌侵及邻近的子宫、卵巢、膀胱等,可以同时切除,以达到尽可能根治的目的。短路手术是指肿瘤已经无法切除并且伴有肠梗阻或患者不能耐受大手术的创伤,行重建肠道通路或行肠管造口,以达到缓解梗阻、解决进食的目的。单纯探查术是指肿瘤已经广泛转移,已经没有任何手术治疗意义,又称开关术。

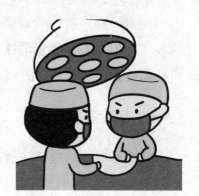

▶ 结直肠癌手术大概需要多长时间?

普通结直肠癌的手术时间一般为2~4小时。患者可能会发现病历中的手术时间和患者进出手术室的时间不一样,这主要是因为进入手术室以后还有术前准备及术后苏醒等待时间,这段时间一般也要1~2个小时。每

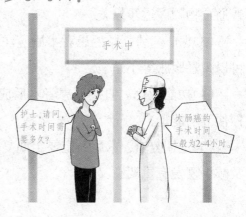

个患者的实际手术时间可能会有很大的差异,因为每位患者的情况不一样,如患者的麻醉耐受性、体形的胖瘦、解剖的差异等都不同,所以具体到某个患者的手术时间,术前是无法准确预测的。

▮▶ 结直肠癌手术需要清扫淋巴结吗?

结直肠癌手术通常需要清扫淋巴结,因为结直肠癌的主要转移途径就是淋巴,因此根治性手术是必须清扫区域淋巴结的。但是,在一些特殊情况下,可以不必清扫淋巴结,如短路手术、部分姑息性手术,因为此时清扫淋巴结已经没有太大临床意义。

▮▶ 术后恢复大概需要多长时间?

结直肠癌术后一般需要住院 8~10 天,一般情况下多数患者就可以恢复了。但是有些患者的饮食、腹部不适症状及排便习惯的完全恢复,可能需要数周甚至数月时间。

▮▶ 结直肠癌术后的注意事项有哪些?

结直肠癌术后应该注意:

(1)活动。术后的早期适量活动可以加快胃肠道功能的恢复,减少术后肠粘连。

(2)饮食。一般术后 3~5 天即可恢复进食,需要按照流食、半流食及普通食物顺序逐步恢复。

(3)保暖。结直肠癌患者术后应注意腹部的保暖,尤其是冬季,保暖可以减轻腹胀等不适。

(4)功能锻炼。直肠癌患者术后应加强提肛等功能锻炼,尽快恢复控便等功能。

(5)定期复查。术后一定要定期复查,对患者功能恢复、防止并发症及减少复发有重要意义。

手术后什么时候可以拔除引流管？

引流管一般在术后 7~9 天可以拔除,但也要根据引流液的量、性状及患者的排便情况等综合考虑。

手术后什么时候可以拔除尿管？

结肠癌患者一般在术后 2~3 天就可以拔除尿管, 然后患者就可以自行排尿了。直肠癌患者(尤其低位直肠癌患者)在术后要锻炼膀胱排尿功能,也就是尿管定时开放,一般术后一周内可以拔除。有特殊情况的患者,如在手术中切除了部分膀胱或手术涉及输尿管,尿管可能需要保持两周甚至更长时间。

手术后什么时候可以拔除胃管？

胃肠道功能恢复后就可以拔除胃管, 一般在结直肠癌手术后 3~5 天就可以了。胃肠道功能恢复应观察:
(1)是否排气。
(2)肠鸣音是否恢复。
(3)胃肠减压液少于每天 200~400 毫升。
(4)有时还需要观察夹闭胃管饮水,是否出现腹胀。

手术后什么时候开始进食？要注意什么呢？

患者术后胃肠道功能恢复,拔了胃管后就可以进食了,遵循先进流食、再进半流食、最后进普食的顺序。每一阶段一般持续 2~3 天,根据患者的具体情况可以调整。正常饮食后要注意避免辛辣刺激性食物、大鱼大肉及不容易消化的食物,可以多吃富含维生素及膳食纤维的食物。

直肠癌手术后采取什么体位好？

直肠癌手术后一般应平卧 6 小时,然后改为半卧位,尤其是采用腰麻的患者。半卧位有利于盆腔引流,改善呼吸功能,有利于咳嗽排痰。

▶ 结直肠癌根治术会影响生活质量吗?

结肠癌根治术一般不影响患者的生活质量,但是直肠癌手术可能会影响患者的生活质量,尤其是超低位保肛门后,对控便功能影响较大,患者出现排便次数增多、排便不规律、无法控制等,需要患者练习提肛以恢复控便功能。部分患者还可能出现排尿困难及性功能障碍,这可能是因为肿瘤根治术影响了盆腔自主神经。

▶ 什么部位的直肠癌不能保肛门?

直肠癌手术保留肛门的条件是肿瘤下缘距离肛门的距离,一般应达到 5 厘米。具体实施手术时还要根据患者的年龄、性别、胖瘦、肿瘤的大小及肿瘤的分期等综合考虑是否保留肛门。目前临床上因为吻合器的广泛使用,许多低位直肠癌手术可以达到超低位保肛门,但是术后对排便功能影响较大。

▶ 什么是造瘘口(造口)?

顾名思义,"造瘘口"即人造的开口,是通过手术将病变的肠段切除,将一段肠管拉出,翻转缝于腹壁,用于排泄粪便。因此,肠造口并非一种疾病,它只是排泄粪便的一个通道而已。

▶ 造瘘术后怎样护理?

首先要教导患者正确和客观地认识造口、接受造口,最好能够主动参与到造口护理工作中来。做完造口手术后,医生和护士在住院期间会协助患者观察和护理造口,给患者演示正确护理造口的方法,选择合适的造口产品,教导患者造口袋清洗的方法及如何清理粪便等,告知患者遇到什么情况应及时就医,请患者及其家属一定要认真对待,最好能够在住院期间掌握造口袋的更换方法。

怎样更换造口袋？

根据造口类型可分为两大类:肠造口和尿路造口。总的来说,造瘘口护理分为以下几个步骤:

(1)自上而下揭除底盘。揭除旧袋时要动作轻柔,避免使用蛮力导致皮肤损伤,可以用温水湿润黏胶后,一手轻压皮肤,一手轻轻揭除底盘。

(2)用温水或生理盐水清洁造口周围皮肤,再彻底擦干。不要用碱性肥皂或任何消毒剂,它们会使皮肤过干,容易损伤皮肤,而且影响黏胶的粘贴力。

(3)观察和评估造口及周围皮肤有无异常,正常情况下,造口黏膜颜色红润,与皮肤缝合处无破损,周围皮肤颜色正常,无红肿、破溃等。

(4)用造口测量尺测量造口大小,并在底盘上做好标记。

(5)剪裁底盘,比造口大 1~2 毫米为宜。

(6)根据情况使用造口护肤粉、皮肤保护膜、防漏膏等保护周围皮肤(推荐常规使用)。

(7)撕去黏胶保护纸,自下而上粘贴底盘,粘贴完毕后,按压底盘数分钟,尽量让患者平卧半小时,使之牢固。

(8)扣好造口袋,安装封口夹。

更换造口袋时应注意什么？

更换造口袋时应注意以下问题:

(1)撕离造口袋时注意保护皮肤,防止皮肤损伤。

(2)造口袋渗漏时应及时更换,防止污染伤口及造口周围皮肤。

(3)造口袋内容物满 1/3 时,应及时倾倒。更换造口袋时,应防止内容物排出时污染伤口。

(4)粘贴造口袋前,要保证造口周围皮肤清洁、干燥。

(5)造口袋底盘与造口黏膜之间应保持适当空隙(1~2毫米),若空隙过大,粪便刺激皮肤易引起皮炎;若空隙过小,底盘边缘与黏膜摩擦将会导致不适甚至出血。

(6)粘贴时,尽量避开皮肤凹陷、瘢痕或皱褶处,如无法避开,可用防漏膏或防漏条填平,再贴造口袋,以免造成粘贴不牢,粪便沿缝隙处渗漏。使用造口附件产品前,应详细阅读产品说明书,了解注意事项。

(7)术后早期,患者以卧位为主,造口袋的开口可朝向床边一侧,术后恢复期的患者,坐立机会增加,造口袋的开口应朝下,对着患者的大腿。

(8)患者应学会观察造口周围皮肤的血运情况,并定期手扩造口,防止造口狭窄。

▉▶ 造口袋周围皮肤发痒是怎么回事?

可能是造口底盘过敏所致。症状为患者自感造口袋粘贴处皮肤发痒,更换造口袋时发现造口周围皮肤发红,皮肤可能出现皮疹、破溃等,造口底盘粘贴时间缩短,容易造成渗漏。处理方法如下:

(1)更换造口产品。

(2)用生理盐水清洗皮肤,并待其干燥。

(3)渗液较多时,用护肤粉喷洒周围皮肤吸收渗液,便于底盘粘贴,促进愈合。

(4)将皮肤保护膜喷洒于护肤粉上,可减少粪便的刺激,隔绝底盘与皮肤的直接接触,避免再次过敏。

(5)渗液较多时,在皮肤保护膜上再覆盖水胶体敷料,可以控制渗液,促进愈合,减少底盘更换次数。

(6)使用防漏膏隔绝皮肤与底盘。

(7)使用凸面底盘加腰带有助于增加底盘粘贴的牢固性,并延长造口底盘使用寿命。

(8)口服抗组胺药,可减轻过敏症状。

▶ 戴造口袋以后还能参加体育锻炼吗?

待患者完全康复后,可以适当参加一些不剧烈的体育活动,如打乒乓球、慢跑及远足等,避免活动时增加腹压。而篮球、举重、足球等体育活动则不宜参加。

▶ 造口患者在饮食方面有哪些注意事项?

在饮食方面需要有一些控制,主要是为了方便护理造口。一般情况下以下几类食物不宜进食:

(1)对肠道刺激性强的食物,如冷饮、生鲜,或者未完全煮熟的食物、酒精类饮料等。

(2)易产气的食物,如洋葱、地瓜、萝卜及啤酒等。

(3)易产生臭味的食物,如奶酪、洋葱、过量的肉食等。

(4)易造成阻塞的食物,如高纤维食物、种子类食物、柿子、葡萄干等。

(5)易引起稀便的食物,如咖喱等。

▶ 造口手术后与他人相处时应注意什么?

(1)造口并不是一种疾病,因此不必担心造口本身对周围人造成影响,包括患者的家人,也就是说,没有必要与他们进行隔离。

(2)最大的障碍就是担心造口所散发出来的异味,会给周围的人造成不愉快。因此,患者应选用高质量的造口护理产品,并在参加社交活动前更换新袋。造口后,只要患者选用合适的产品并采用正确的护理方法,从外观是很难被察觉的。

▶ 造口袋会有臭味吗?

粘贴式的造口袋是与皮肤紧密粘贴的,所以一般不会产生臭味,患者不必担心。但是为了避免尴尬,应及时更换造口袋,以免发生渗漏。也可在造口袋顶端使用碳片,随时吸附异味。

▶▶ 造瘘术后是否需要定时排便?

造口周围没有括约肌,无法控制排泄功能,所以要粘贴造口袋收集排泄物。目前只能是大便随到、随排。

▶▶ 造瘘术后是否可以洗澡?

(1)水对造口不会造成损害,患者依然可以淋浴和游泳。有了造口,并不会从此剥夺患者沐浴的可能。

(2)沐浴时最好在底盘四周贴上防水胶布,以免水分渗入底盘下面;如果底盘已需要更换,沐浴时,更可将底盘除下放松一下,造口没有贴袋,也不会有水分流入,不用担心。

(3)洗澡时,可用造口袋覆盖造口或拿开造口袋,清洗身体及造口,使用中性肥皂不会刺激造口。游泳时,则可用迷你造口袋覆盖,造口袋粘贴件周围以防水胶保护,泳衣以一件连身式为宜。

▶▶ 肠造口患者日常生活中穿衣应注意什么?

一般情况下,以宽松、肥大的衣物为宜,衣料要柔软、弹性好、色泽较深,且腰带宜宽松,最好穿背带裤,以免腰带压迫造口。

▶▶ 患者在家中如何护理造口?

(1)出院后要保持轻松的心情,可以参加造口患友联谊会等活动,尽早重拾生活的信心,回归社会。

(2)定期更换造口袋,发现有渗漏时及时更换。

(3)处理好日常生活,包括衣着、饮食、沐浴、工作、运动、外出活动或旅行、社交活动等。

(4)1~3 个月后到医院复诊,及早发现和处理并发症。

▶ 结直肠癌手术后排便习惯是否会发生变化?

结肠癌手术对排便习惯影响较小,而直肠癌术后排便习惯改变较大,主要表现为控便功能下降,如大便次数增多、里急后重、肛门下坠及大便失禁等,需要患者通过提肛等练习来加以改善,大部分患者通过锻炼可以恢复正常或接近正常。

▶ 结直肠癌手术后是否会影响食物吸收?

结直肠癌手术后不会影响食物的吸收,因为食物的营养成分主要在十二指肠及小肠内吸收,大肠主要是吸收部分水分及电解质。而且,绝大部分手术仅仅是切除大肠的一部分,对肠道吸收功能影响不大。

▶ 结直肠癌手术后需要注意饮食吗?

结直肠癌手术后应该多吃富含膳食纤维的食物,多吃蔬菜和水果。避免辛辣刺激性食物,不要食用年糕、黑枣、柿子等不容易消化的食物,防止出现便秘、腹痛、腹胀、消化不良及肠梗阻。

▶ 结直肠癌手术后体重下降怎么办?

结直肠癌手术后体重下降一般是暂时的,随着饮食的恢复,体重通常能够恢复或者增加。体重下降的常见原因包括:

(1)饮食不合理,或患者不敢吃,造成营养不良。饮食不均衡,有的患者大补而忽视了正常饮食。应提倡正常饮食为主,进补为辅。

(2)术后出现肠粘连、不全性肠梗阻等并发症,造成进食困难,导致营养不良,体重下降。

(3)肿瘤的复发转移,肿瘤的消耗也可以引起体重的下降。

▶ 手术后出现肠梗阻是什么原因？

术后常见的肠梗阻,原因为麻痹性肠梗阻和机械性肠梗阻。腹部做大手术后常会引起肠管的暂时性麻痹引起梗阻,经过保守治疗可以恢复。机械性肠梗阻是临床上最常见的肠梗阻原因,主要包括肠粘连、肠扭转、腹内疝、肿瘤复发及饮食不当引起的食物梗阻等,机械性肠梗阻经保守治疗无效时,需要再次手术治疗。

系统治疗 🖊

▶ 肿瘤内科的职责和分工是什么？

内科治疗虽然是肿瘤多学科治疗中的一种,但肿瘤内科不仅仅是提供化学药物治疗,还包括生物靶向药物和免疫治疗。我们都知道,肿瘤治疗应为多学科综合治疗,患者需要医生对其病情进行全面评估、规划和协调,而肿瘤内科即为负责全面评估和规划、协调各种治疗的主要学科。

所谓全面评估,包括肿瘤性质和侵犯范围(分期)的确诊,患者的年龄和功能状态的评估,是否伴有其他全身疾患,各种主要脏器的功能状态评估,以及患者的意愿。根据以上评估结果,制订治疗目标和流程,该决策的过程常常需要多学科参与讨论,而由肿瘤内科负责协调与决策。

此外,除了患者全面评估、治疗目标和流程的制订与协调以外,治疗的随诊,疗效的巩固,各种治疗手段所致的近期和远期不良反应的预防、治疗,都属于肿瘤内科的职责范围。

▶ 什么是系统治疗？

结直肠癌可能扩散到结直肠以外的机体其他部位,应用药物来治疗已扩散到全身的癌细胞的治疗方法被称为系统治疗，又称为全身性治疗。

▎▶ 结直肠癌都需要系统治疗吗？

系统治疗的目标十分重要，如果结直肠癌切除术后的患者存在肿瘤复发和转移的高危因素，系统治疗将作为辅助治疗以降低复发和转移的风险。通常，系统治疗也会作为转移性结直肠癌的初始治疗。

▎▶ 系统治疗包括哪几种方式？

系统治疗主要包括化学药物治疗、生物靶向药物治疗和免疫治疗三种治疗方式。

▎▶ 什么是结直肠癌的初始治疗？

初始治疗是确诊结直肠癌后首选的治疗方式。例如，确诊为可切除肿瘤的患者，初始治疗可为手术治疗；而确诊为转移性结直肠癌的患者，初始治疗则应首选系统治疗。

▎▶ 什么是结直肠癌的转化性治疗？

不可切除的结直肠癌患者经过治疗后转化为癌灶可切除的患者，这种治疗方法称为转化性治疗，临床上结直肠癌肝转移的患者可采用转化性治疗争取手术机会。

▎▶ 什么是结直肠癌的新辅助治疗？

新辅助治疗是指结直肠癌明确诊断后，在手术前采用的治疗方法，又称为术前辅助治疗。术前辅助治疗通常包括新辅助放疗、新辅助化疗、新辅助放化疗。新辅助治疗的目的是减小肿瘤体积、降低肿瘤分期、增加根治性手术的可能，延长患者生存期。

▌▶ 什么是结直肠癌的辅助治疗？

辅助治疗是指患者接受了外科根治术后所需要进行的治疗，包括辅助放疗、辅助化疗、辅助放化疗等。辅助治疗的目的是根除微转移，降低局部复发率和远处转移率，从而提高原发肿瘤切除后的生存率。

▌▶ 什么是结直肠癌的一线治疗？

一线治疗多为系统治疗，是根据晚期结直肠癌患者病情可以首先选择或者标准选择的药物治疗。

▌▶ 什么是结直肠癌的二线治疗？

二线治疗是指晚期结直肠癌一线治疗失败后采用的治疗方案。

▌▶ 什么是化疗？

化疗是利用化学药物杀死肿瘤细胞、抑制肿瘤细胞生长繁殖的一种治疗方式，它是一种全身性治疗手段，对原发灶、转移灶和亚临床转移灶均有治疗作用。

▌▶ 结直肠癌常用的化疗药物有哪些？

结直肠癌常用的化疗药物包括氟尿嘧啶、卡培他滨、奥沙利铂、伊立替康、雷替曲塞、曲氟尿苷替匹嘧啶片(TAS-102)、亚叶酸钙、左亚叶酸钙等。

▌▶ 结直肠癌化疗的目的是什么？

(1)对于已行根治术的患者,化疗的目的是减少复发转移,延长患者生存时间。

(2)对于肿瘤负荷较大,不适宜马上进行手术但肿瘤缩小后仍存在手术机会的患者,化疗的目的是缩小肿瘤、提高手术根治的可能性,减少手术创伤,延长患者生存期。

(3)对于体内仍存在肿瘤的患者,化疗的目的是减少肿瘤负荷,以延缓肿瘤进展,延长患者生存时间。

(4)对于那些由于肿瘤引起明显症状的患者,化疗的目的是减轻患者的症状。

▥▶ 结直肠癌化疗一次的周期是多长时间?

不同的化疗方案周期不同,对于大多数结直肠癌患者来说,化疗方案的一个周期为 2~3 周,具体的化疗周期还需要根据不同的化疗方案来确定(如节拍化疗等)。

▥▶ 术后化疗需要多长时间?

术后化疗一般需要 3~6 个月,即自手术之日起 3~6 个月的时间。当然,具体情况还需要根据患者的病情变化及对化疗的耐受程度来决定。

▥▶ 什么是靶向治疗?

靶向治疗是在细胞分子水平上,针对已经明确的致癌位点（该位点可以是肿瘤细胞内部的一个蛋白分子，也可以是一个基因片段）,来设计相应的治疗药物,药物进入体内会特异性地选择致癌位点来结合发生作用,使肿瘤细胞特异性死亡,而不会波及肿瘤周围的正常组织细胞,所以,分子靶向药物又被称为"生物导弹"。

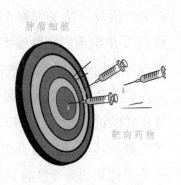

肿瘤细胞

靶向药物

▥▶ 常用的靶向治疗药物有哪些?

对于结直肠癌，常用的靶向治疗药物包括针对血管内皮生长因子的贝伐单抗,针对表皮生长因子受体的西妥昔单抗和帕尼单抗,针对血管内皮生长因子受体的小分子抑制剂呋喹替尼,多靶点的、细胞内激酶抑制剂瑞戈非尼(其主要作用为抑制肿瘤新生血管)。

▶▶ 靶向药物的作用是什么?

靶向药物是目前较先进的用于治疗肿瘤的药物,它通过与肿瘤发生、发展所必需的特定分子靶点来起作用,阻止肿瘤细胞的生长。由于目前化疗有效率仍不理想,靶向药物可与化疗药物联合应用或者单独应用。

▶▶ 什么是免疫治疗?

正常情况下,免疫系统可以识别并清除肿瘤微环境中的肿瘤细胞。但为了生存和生长,肿瘤细胞能够采取不同策略,使机体的免疫系统受到抑制,不能正常地杀伤肿瘤细胞,从而在抗肿瘤免疫应答的各阶段得以幸存,肿瘤细胞的上述特征被称为免疫逃逸。为了更好地理解肿瘤免疫的多环节、多步骤的复杂性,提出了"肿瘤 – 免疫循环"的概念。肿瘤 – 免疫循环分为以下 7 个环节:①肿瘤抗原释放;②肿瘤抗原呈递;③启动和激活效应性 T 细胞;④T 细胞向肿瘤组织迁移;⑤肿瘤组织 T 细胞浸润;⑥T 细胞识别肿瘤细胞;⑦清除肿瘤细胞。这些环节中的任何一环出现异常均可能导致抗肿瘤 – 免疫循环失效,发生免疫逃逸。

肿瘤免疫治疗就是通过重新启动并维持肿瘤 – 免疫循环,恢复机体正常的抗肿瘤免疫反应,从而控制与清除肿瘤的一种治疗方法。包括单克隆抗体类免疫检查点抑制剂、治疗性抗体、癌症疫苗、细胞治疗和小分子抑制剂等。目前,临床中主要应用的是单克隆抗体类免疫检查点抑制剂。

简单来说,免疫治疗就是重新激活机体的免疫系统,恢复免疫系统打击肿瘤的能力,利用活化的免疫细胞去杀伤肿瘤。

▮▮▶ 常用的免疫治疗药物有哪些？

目前，推荐应用于结直肠癌的免疫治疗药物分为两大类，分别为 PD-1 / PD-L1 抑制剂及 CTLA-4 抑制剂。用于结直肠癌的 PD-1 / PD-L1 抑制剂有帕博利珠单抗（Keytruda）、纳武利尤单抗（Opdivo）及恩沃利单抗；CTLA-4 抑制剂有伊匹单抗（Yervoy）。

▮▮▶ 化疗期间患者通常出现什么不良反应？

化疗期间患者通常出现恶心、呕吐，脱发，骨髓抑制（导致白细胞降低及血小板降低等），手脚麻木、腹痛等神经毒性反应，腹泻、便秘等肠道功能异常，以及疲乏、皮肤手足综合征等。

▮▮▶ 化疗后患者发生严重呕吐怎么办？

首先，积极应用止吐药物进行呕吐预防和治疗，同时积极补液以预防脱水，并完善血液学检查了解患者电解质平衡情况，对于电解质紊乱者应积极纠正。若呕吐严重而不能进食者，在调整止吐药物的选择同时，应积极补充葡萄糖、氨基酸、多种维生素等营养元素。

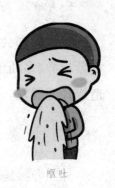

呕吐

▮▮▶ 化疗后患者白细胞减少怎么办？

白细胞减少程度较严重的患者应首先停用化疗药物，并积极应用粒细胞集落刺激因子进行升白细胞治疗，并且定期复查血常规，监测白细胞变化情况。若患者同时合并发热或其他感染迹象，应积极应用抗生素，预防感染发生及加重。

▮▮▶ 化疗后患者发生严重腹泻怎么办？

化疗后患者发生严重腹泻时，首先应进行便常规检验，排除肠道感染或其他原因所致的腹泻,如无感染可口服止泻药物,包括蒙脱石散或洛哌丁胺等,应严格按照说明书进行服用,同时应积极补液,避免出现水电解质及酸碱平衡紊乱。

▮▶ 化疗后为什么有的患者出现腹痛?

化疗后有的患者出现腹痛,可能是以下几个方面的原因:

(1)某些化疗药物如伊立替康会产生胆碱能反应,也就是化疗药物会导致肠液大量分泌,肠管痉挛而引起腹痛。

(2)某些化疗药物如奥沙利铂、紫杉醇等,会产生神经毒性,当神经毒性发生于腹腔神经时,同样可以导致腹痛。

(3)有些腹痛是疾病相关性的,需要排查病因。

▮▶ 化疗会引起脱发吗?

化疗的确会引起脱发,但是不同的化疗药物导致脱发的程度不同,如紫杉醇、多西他赛等药物会引起严重脱发,其他一些化疗药物可能会造成轻度脱发。

▮▶ 化疗时患者出现血管疼痛是什么原因?

外周静脉是输液的主要通路,但外周静脉的血管壁较薄,化疗药物多为血管刺激性药物,当直接通过外周静脉输注化疗药物时,化疗药物会刺激甚至腐蚀外周静脉,引起血管疼痛,严重时甚至可能引发静脉炎。为避免血管疼痛,可以留置中心静脉导管,通过中心静脉导管输注化疗药物。

▮▶ 化疗后患者手脚麻木怎么办?

化疗后患者手脚麻木,是化疗药物所致的一种神经毒性反应。神经毒性反应主要累及周围神经,是目前某些药物使用受限或停止使用的直接原因。

表 3.1 周围神经毒性反应的分级

标准制定单位	Ⅰ级	Ⅱ级	Ⅲ级	Ⅳ级
世界卫生组织(WHO)	短时间感觉异常和(或)腱反射	严重感觉异常和(或)轻度无力	不能忍受的感觉异常	瘫痪
美国国家癌症研究所(NCI)	腱反射消失或感觉麻木(包括针刺感),但不影响功能	感觉缺失或感觉麻木(包括针刺感),影响功能但不影响日常生活活动	感觉缺失或感觉麻木(包括针刺感),影响日常生活活动	长期感觉缺失,影响功能
奥沙利铂研发机构肿瘤中心	短时间的感觉异常、感觉麻木	治疗周期内持续存在的感觉异常,感觉麻木	感觉异常、感觉麻木引起功能障碍	

引起周围神经毒性反应的常见药物包括铂类药物,如顺铂、奥沙利铂;紫杉类药物,如紫杉醇、多西他赛;长春碱类药物,如长春新碱、长春瑞滨等。

目前尚无特效的神经毒性预防和治疗药物。营养神经的药物在保护神经功能的同时,不削减神经毒性药物的抗肿瘤活性,不刺激肿瘤生长。一些抗氧化剂或细胞膜保护剂具有一定疗效,如度洛西汀、阿米福汀、还原谷胱甘肽、维生素 E、三磷酸胞苷二钠、钙镁合剂等,但疗效并不确切。

加强护理也能促进神经毒性的恢复。使用奥沙利铂的患者要禁止饮用冷水,禁止接触冷的物品,防止遇冷引发急性神经毒性。备毛线手套,从化疗当天起戴手套,以免接触床挡、输液架等金属器物;用温开水刷牙、漱口;洗头、洗脸、洗手及沐浴均用热水;饮食温软,水果用热水浸泡加温后食用;肢端麻木较重者,可采取按摩、热敷等护理措施来减轻四肢的麻木、刺痛感。

▶ 化疗后为什么有些患者皮肤会变黑？常用解决方法是什么？

引起掌心、足心等皮肤部位色素沉着的化疗药物多见于氟尿嘧啶、卡培他滨和替吉奥，并伴有指（趾）的热痛、红斑性肿胀以及皮肤脱屑、溃疡，也就是皮肤手足综合征。常用对策为：

（1）最有效的治疗方法是减少剂量和中断治疗，以控制皮肤手足综合征的症状。

（2）塞来昔布可用于预防和（或）减轻皮肤手足综合征。

（3）局部外用药物，如尿素霜（一种角质层分离剂）外涂局部，每天2次，使用2～3天后开始起效，可明显减轻脱屑、疼痛不适等症状。

（4）告知患者避免不适当的手足局部摩擦，避免手足热浴。

▶ 化疗后患者出现严重疲乏怎么办？

化疗后患者出现严重疲乏即癌症相关性疲乏，这是一种持续性的主观疲劳感觉，与癌症或癌症治疗相关而与近期的活动无关，并且干扰正常生活。专家组发现了7种引起疲乏的因素，包括疼痛、抑郁、睡眠障碍、贫血、营养、运动水平和其他并发症。处理方法有：

（1）一般性干预。是治疗疲乏的基本措施，其方法包括能量储备和分散注意力。能量储备是指根据患者的体力状况，制订相应日常能量储备计划，维持休息与活动的能量平衡。制订有规律的日常作息时间，保持身体力所能及的活动，如散步。在精力最佳时安排活动，每次只参加一项活动，避免午睡，以免影响夜间睡眠。分散注意力的主要方法是娱乐活动。鼓励疲乏患者选择自己喜好的娱乐活动，如听音乐、阅读、社交及玩小游戏等。

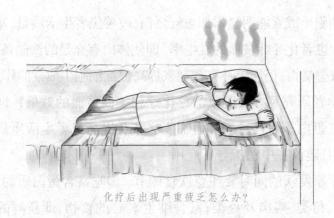

化疗后出现严重疲乏怎么办？

（2）药物治疗。包括治疗疲乏相关因素的药物（如止痛治疗、抗抑郁治疗、纠正贫血和恶病质治疗）、糖皮质激素、花旗参等。糖皮质激素类药物具有抗炎、改善情绪等作用；花旗参治疗具体为每日口服花旗参2g，连续服8周。以上所有药物和治疗均需要在有资质的医师指导下应用。

▐▶ 化疗后患者出现贫血怎么办？

贫血是恶性肿瘤患者最常见的并发症，会导致患者出现疲乏、嗜睡、抑郁、呼吸困难等症状，直接影响患者的生活质量。一般情况下，肿瘤患者贫血的发生率为39%~55%。化疗会对骨髓造血系统产生抑制，引起或加重肿瘤患者的贫血状况。

表3.2 肿瘤贫血严重程度分级

等级	美国国家癌症研究所 (NCI)(Hbg/dL)	世界卫生组织 (WHO)(Hbg/dL)	中国(Hbg/dL)
0级（正常）	正常值*	≥11.0	正常值*
1级（轻度）	10.0~正常值*	9.5~10.9	9.1~正常值*
2级（中度）	8.0~9.9	8.0~9.4	6.1~9.0
3级（重度）	6.5~7.9	6.5~7.9	3.1~6.0
4级（极重度）	<6.5	<6.5	<3.0

* 男性>12.0g/dL，女性>11.0g/dL

输血是一种替代疗法，对血红蛋白水平的升高是一过性的，并未从根本上改变患者贫血的病因，且有血液感染的危险。

促红细胞生成素能明显增加血红蛋白，改善患者生活质量。早期应用可明显减少患者化疗性贫血的发生率。即使体内有充足的铁储备，为了更好更快地改善贫血，仍需要补充铁剂来提高促红细胞生成素的作用。

我国学者研究复方阿胶浆治疗化疗相关性贫血的效果，证实其可以提升血红蛋白，而且对于贫血临床症状及提高患者生活质量有一定的改善作用，建议在中医指导下应用。

在治疗原发病的同时要注意饮食调节。多吃富含蛋白质的食物，如蛋类、乳类、鱼类、瘦肉及豆类；富含维生素 C 的食物，即新鲜的水果和绿色蔬菜，如酸枣、杏、橘子、山楂、西红柿、苦瓜、生菜等；富含铁的食物，如鸡肝、猪肝、海带、黑芝麻、芹菜、油菜、红糖。

▣▶ 化疗期间体重下降怎么办？

食欲缺乏、进食减少和体重下降是晚期肿瘤患者常见的表现。化疗是治疗中、晚期肿瘤的重要手段之一，但也常给患者带来一些不良反应如畏食、恶心、呕吐，导致患者体重进一步下降。营养不良可能影响患者全身状况，也是影响预后的重要因素。

甲地孕酮是一种人工合成的，具有促进蛋白质同化作用的孕激素衍生物。很多研究者发现甲地孕酮对于非激素敏感性肿瘤患者来说，不但能改善食欲和增加体重，促进蛋白质同化，还能降低化疗药物对骨髓及胃肠的不良作用，全面提高肿瘤患者化疗期间的生活质量及对化疗的耐受性。应用甲地孕酮后，患者基础体力会增强，蛋白质、热量及钠的摄取量均有增加。甲地孕酮对于改善晚期肿瘤患者生活质量疗效明确，不良反应轻微，但需要关注血栓风险。

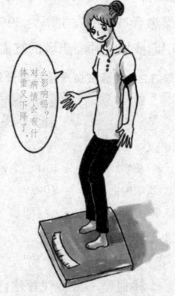

▐▶ 化疗后患者血小板减少怎么办？

血小板正常范围为（100~300）× 10^9/L，肿瘤患者化疗后查血常规，如低于 $100 × 10^9$/L 即为血小板减少。但诊断化疗导致的血小板减少之前，要排除其他引起血小板减少的原因，包括血液系统疾病和非血液系统疾病，如感染、慢性肝病、系统性红斑狼疮等疾病，甲亢或甲减，以及相关药物（抗生素、肝素、利尿药、降糖药、抗癫痫药），另外应排除肿瘤骨髓转移。

化疗后患者血小板减少通常出现在化疗开始后 1 周，10 天左右可降到最低，2~3 周后才会逐渐回升。大部分抗肿瘤药物都可以引起不同程度的骨髓抑制，奥沙利铂、卡铂、丝裂霉素等化疗药物以抑制血小板为主，其中吉西他滨对血小板的抑制作用最强。

针对血小板减少，要加强患者的护理。护理与药物治疗同等重要，应注意以下事项：减少活动，防止受伤，必要时绝对卧床。避免增加腹压的动作，注意通便和镇咳。宜多吃富含优质蛋白质、多种维生素，富含微量元素且含铁量高的食物，如蛋类、牛奶、豆类、新鲜蔬菜和水果、海产品等，忌食干、硬的食物。减少黏膜损伤的机会，禁止掏鼻、挖耳等动作，禁止刷牙动作粗暴，可用口腔护理剂代替。如果是前鼻腔出血，可采取压迫止血；如果是后鼻腔，则要进行鼻腔填塞。

针对血小板减少的治疗方法包括：

（1）血小板输注是严重血小板减少症的标准治疗方法，血小板低于 $10×10^9$/L 时出血倾向较大，此时进行血小板输注已成为指南推荐。

（2）促血小板生成素是一种造血生长因子，作用于骨髓的造血干细胞，调控巨核细胞的分化与成熟全过程，促进巨核细胞的形成与血小板的释放。应用一周后起效，半衰期为 40 小时，作用时间较长。

（3）IL-11 是一种多效性的细胞因子，由造血微环境的基质细胞成分与部分的间质细胞分泌产生，可作用于从多向祖细胞到各系统定向祖细胞及幼稚血细胞的不同分化阶段，尤其是巨核细胞系。可以刺激巨核细胞系的增殖、成熟与分化,增加外周血液中的血小板数量。

（4）促血小板生成素受体激动剂（TPO-RA）可结合造血干系祖细胞、巨核细胞上的促血小板生成素受体,刺激血小板生成。化疗后血小板减少症患者适应证尚未批准,鼓励初始治疗疗效不佳的患者积极参加相关临床研究。

（5）中医药治疗应以扶正固本、益气养血、滋补肝肾、健脾和胃为原则,从气血、脾胃、肝肾等方面着手防治。最常用的中药有人参、黄芪、白术、当归、地黄、阿胶、鸡血藤、补骨脂、枸杞子、女贞子、仙鹤草、花生衣等,也有一些复方制剂如复方皂矾丸、升板方等。

▌▶ 应用贝伐单抗主要有哪些不良反应?

应用贝伐单抗最常见的不良反应有高血压、蛋白尿、鼻出血、上呼吸道感染、厌食症、口腔炎、胃肠道症状、头痛、呼吸困难、疲乏和剥脱性皮炎。严重罕见不良反应包括胃肠道穿孔、出血、动脉血栓、高血压危象、伤口愈合不良、中性粒细胞减少症、肾病综合征、可逆性后部白质脑病综合征和充血性心力衰竭。

（1）高血压。高血压是临床上应用贝伐单抗最常见的不良反应,中度高血压的发生率为3%~16%。

（2）心肌病和充血性心力衰竭。充血性心力衰竭是主要的毒性反应。输注贝伐单抗前应先了解患者有无心脏病史,使用时密切观察患者有无胸闷、气促等表现,注意心率、心电波形的改变。患者一旦出现心力衰竭,必须立即抢救,并永久性停药。

（3）出血。有报道贝伐单抗破坏了内皮细胞的有丝分裂,使内皮细胞的更新能力下降,直接导致血管内皮缺损而引起出血。常见出血部位是鼻黏膜,一般不中断治疗,如果出现3级以上出血,应当停药。

（4）血栓。可能与贝伐单抗拮抗血管内皮生长因子对血管内皮的作用有关,血管内皮功能不良和缺损导致内皮下胶原暴露,使血栓形成的发生率明显增加。

(5)蛋白尿。贝伐单抗扰乱了肾小球和肾小管周围毛细血管网的正常功能，导致肾小球功能异常，从而产生蛋白尿。

(6)其他。胃肠穿孔、创伤延迟愈合、可逆性后部白质脑病综合征等较罕见。胃肠穿孔发生率为2%，创伤延迟愈合发生率为1%。

▮▮▶ 应用贝伐单抗后患者血压升高如何处理？

高血压是临床上应用贝伐单抗最常见的不良反应。其中，中度高血压的发生率为3%～16%。贝伐单抗治疗期间血压升高的患者停药后血压会下降，一般无须处理，但对血压升高明显〔指收缩压超过160mmHg，舒张压超过100mmHg(1mmHg=0.133kPa)〕和（或）出现相应症状的患者，要进行降压治疗。研究报道血管紧张素转换酶抑制剂，如卡托普利、依那普利、贝那普利及西拉普利等可以治疗高血压，部分对这类抑制剂过敏或不能耐受的患者，可应用血管紧张素Ⅱ受体拮抗剂，如氯沙坦、缬沙坦、伊贝沙坦及替米沙坦等。钙离子拮抗剂类的硝苯地平、维拉帕米和地尔硫卓，在贝伐单抗相关性高血压中都是不推荐使用或必须谨慎使用的，而氨氯地平和非洛地平是推荐使用的。当患者出现高血压危象时，应及时停用血管生成抑制剂，并永久终止抗血管生成药物的治疗。

▮▮▶ 应用贝伐单抗后鼻出血、牙龈出血如何处理？

出血是应用贝伐单抗后较严重的不良反应，出血主要包括两类：一类是皮肤黏膜出血，发生率50%，最常见为1级鼻出血，其他包括牙龈出血或阴道出血；另一类是肿瘤相关出血，结直肠癌患者为直肠出血和导致黑便的胃肠道出血。在用药前要评估患者有无出血倾向。用药过程中重视患者的主诉，观察有无可视部位出血，定期检查血常规和凝血功能；用药期间，做好饮食和预防出血相关知识宣教，减少创伤性的治疗。常见出血部位是鼻黏膜，一般无须中断治疗，一旦出现鼻出血无法自凝时，

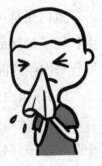

鼻出血

局部使用去甲肾上腺素棉球填塞,云南白药外敷、冰敷等,行口腔护理,饮食上选择温、凉食物。如果出现3级以上的出血,应当停药。

▐▶ 应用贝伐单抗后患者腹痛如何处理?

应用贝伐单抗后患者出现腹痛,在排除其他引起腹痛的原因后,考虑为胃肠道穿孔。贝伐单抗联合化疗治疗各类实体瘤所引发的胃肠道穿孔发生率为0.3%~2.4%。穿孔的发生率与肿瘤类型和用药剂量相关,结直肠癌和肾癌风险最高,胰腺癌最低。大部分病例在贝伐单抗治疗的50天内出现,严重程度表现不一,轻者无任何症状,仅通过影像学检查发现,严重者可伴有腹部脓肿、瘘管形成。

虽然胃肠道穿孔的发生率较低,但其死亡率较高,在临床中必须引起重视。引发胃肠道穿孔的危险因素包括腹腔炎症、肿瘤坏死、憩室炎、放化疗相关结肠炎、既往胃肠道梗阻(穿孔)史、高龄患者(可能合并其他疾病,如憩室或腹部血管的动脉狭窄)。在整个治疗期间加强监测,如果患者出现腹痛等症状,在进行鉴别诊断时应考虑胃肠道穿孔的可能。一旦确诊胃肠道穿孔,立即给予相应对症治疗并永久停用贝伐单抗。

▐▶ 应用贝伐单抗后患者出现蛋白尿如何处理?

蛋白尿是贝伐单抗常见不良反应之一,发生率为0.7%~38%。多数为无症状蛋白尿,3级蛋白尿发生率低于3%,4级蛋白尿(肾病综合征)发生率低于1%。有高血压病史患者蛋白尿风险较高。

蛋白尿是一个短暂、可逆的过程,一般无须处理。对接受血管内皮生长因子抑制剂治疗的患者必须定期监测肌酐、肾功能、血压和蛋白尿。每次给药前进行尿蛋白试纸检查。

(1)尿蛋白试纸为+:继续按疗程给予贝伐单抗,无须特别处理。

(2)尿蛋白试纸为++:给予贝伐单抗,并在下次给药前3天检测24小时尿蛋白,24小时尿蛋白≤2g给予贝伐单抗,并在每次给药前检测

24 小时尿蛋白,直至尿蛋白低于 1g,则可改为尿试纸随访;24 小时尿蛋白 >2g 暂停贝伐单抗,并在下次给药前检测 24 小时尿蛋白,直至 24 小时尿蛋白 <2g 后方可继续给予贝伐单抗;如果 24 小时尿蛋白 ≥2g 持续时间超过 3 个月,则永久终止贝伐单抗治疗。

(3)尿蛋白为 +++或 ++++:暂停贝伐单抗并检测 24 小时尿蛋白。如果 24 小时尿蛋白 <2g,按计划给予贝伐单抗;如果 24 小时尿蛋白 ≥2g 的持续时间超过 3 个月,永久终止贝伐单抗治疗。

(4)肾病综合征患者永久终止贝伐单抗治疗。

(5)终止贝伐单抗治疗后,仍应每 3 个月检测一次 24 小时尿蛋白,直到 24 小时尿蛋白 <1g。出现蛋白尿的患者接受血管紧张素转化酶抑制剂(ACEI)治疗可能获益。此外,对于 24 小时尿蛋白 >1g 的患者,血压最好控制在 125/75mmHg 以下。患者应卧床休息,预防感冒,做好个人防护,多饮水,防止尿路感染;同时保持室内空气流通,每天空气消毒 2 次,每次 30 分钟。

▮▶ 应用西妥昔单抗主要有哪些不良反应?

西妥昔单抗是一种人鼠嵌合的单克隆抗体。目前西妥昔单抗主要用于结直肠癌、头颈部鳞状上皮细胞癌,也用于其他癌症如鼻咽癌等。其不良反应主要包括:

(1)皮肤黏膜毒性反应是最常见的不良反应,发生率在 80% 以上,其中 15% 的皮肤黏膜毒性反应较为严重。主要表现为痤疮样皮疹、皮肤干燥、瘙痒、头发异常、黏膜炎、睫毛和面部汗毛生长过速等。这些不良反应多发生在治疗的前 3 周内。

● 皮疹。主要位于皮脂腺分布的部位即面部及躯干上部。出现的时间为用药后 1~2 周,常在 3~4 周达到顶峰,一般停药 1 周后逐渐减轻及消失。

● 甲沟炎。是在手指甲和脚趾甲周围出现的软组织感染。主要表现为指甲红肿和发炎,可能导致传染性肉

皮疹

芽肿或脓肿。

●眼睑炎。是一种较常见的发生在眼部皮肤的不良反应,其症状为眼部瘙痒、流泪、畏光、睫毛结痂等。但一般不会影响视力、眼内压和眼底。

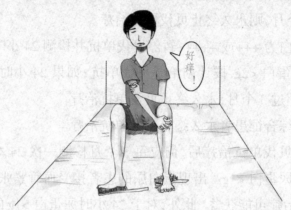

●口腔黏膜反应。主要发生于联合鼻咽癌放疗的患者,表现为口腔黏膜和舌黏膜反应,轻者口腔黏膜充血、舌苔消失、舌体充血,重者口腔黏膜、舌黏膜融合性伪膜形成,并可能诱发出血。

●银屑病。较罕见,但是一旦出现银屑病类似症状应考虑是否为西妥昔单抗导致的不良反应,并积极采取对症治疗,可在病程期间采用诸如氧化锌软膏、10%硼酸软膏此类性质温和的药物。病程稳定及消退期可使用浓度为0.1%~0.5%的蒽林软膏及水杨酸软膏等作用较强的免疫抑制剂与角质促成剂。

(2)超敏反应是应用西妥昔单抗导致的一种很严重的不良反应。90%以上的超敏反应发生在首次输注药物后,仅有少数患者出现在输注过程中。

(3)低镁血症是应用西妥昔单抗较容易被忽略的不良反应,比较少见。严重的低镁血症可导致患者疲乏、感觉异常、肌肉震颤、意识模糊、行为异常等,多见于老年患者、恶病质状态的患者、有心血管相关疾病的患者,或是正在服用消耗镁离子药物的患者。

(4)肺毒性。发生率相对较低,主要表现为肺炎和间质性肺病。

(5)其他。中性粒细胞减少、白细胞减少等骨髓抑制症状发生率也较高,与化疗联合常出现腹泻、恶心、呕吐等不良反应,深静脉血栓也有报道。

▮▶ 应用西妥昔单抗后面部及胸背部出现皮疹如何处理?

皮肤反应是应用西妥昔单抗后最常见的不良反应,见于超过80%的患者,其主要表现为痤疮样皮疹和(或)相对少见的皮肤瘙痒、干燥、脱屑。约15%的皮肤反应为重度,皮疹根据严重程度分为4度:Ⅰ度,无症状的斑疹、丘疹、红斑;Ⅱ度,伴瘙痒或其他症状的斑疹、丘疹、红斑;少于50%的体表面积的脱皮;Ⅲ度,严重的全身性的红皮病,或斑疹、丘疹、疱疹,或50%及以上体表面积的脱皮;Ⅳ度,全身性剥脱性溃疡性大疱样皮炎。用药后的第1周,皮肤可能就有不舒服的感觉,第2周出现斑丘疹,第4周结痂,对症治疗后斑丘疹会慢慢消失。一旦出现皮疹也不必惊慌,痤疮样皮疹同时也是西妥昔单抗治疗有效的指标之一,其严重程度与临床疗效呈正相关。加强护理和正确治疗即可恢复。

(1)护理:不要暴露在阳光下,因为紫外线会加重皮疹,每日用防晒系数大于SPF15的防晒霜防护,不要用力揉搓皮肤;穿舒适、柔软的衣服;在洗衣时应带上橡胶手套;保持皮肤清洁,洗澡采用淋浴方式,不要泡澡,而且洗浴的时间最好不要超过5分钟;忌食辛辣、油炸食物。

(2)治疗:轻度的皮疹(Ⅰ度)可以不采取任何处理,也可以局部外用2%克林霉素和1%氢化可的松软膏;中度皮疹(Ⅱ度)则需要全身治疗,口服四环系抗菌药物,如多西环素、米诺环素并加用外用制剂,薄荷脑软膏及口服抗组胺类药物能够起到止痒的作用;重度皮疹(Ⅲ度至Ⅳ度)一般较少见,一旦发现应立即停用西妥昔单抗,也可以加用维生素K类药物,如外敷维生素K_1或维生素K_3。

▮▶ 应用靶向药物瑞戈非尼通常出现什么不良反应?

应用瑞戈非尼的主要不良反应是疲乏、口腔黏膜炎、腹泻、体重下降、感染、高血压、说话困难等。

▮▶ 应用瑞戈非尼出现不良反应如何处理?

皮肤毒性:大部分患者出现皮肤毒性的时间为服药后的第一个周期。需要在服药前做好预防措施,服药后根据皮肤毒性采取相应的缓解措施。根据皮肤毒性的严重程度及持续时间决定是否减量,或者终止应用。

感染:瑞戈非尼会增加感染的机会,常见的感染包括尿路感染(5.7%)、鼻咽炎(4.0%)、皮肤黏膜和系统性真菌感染(3.3%)和肺部感染(2.6%)。最常见的致命性感染为呼吸系统感染。若患者发生3级或4级感染,则暂停使用瑞戈非尼,待感染解决后恢复用药。

出血:瑞戈非尼会增加出血的发生率。出血部位包括中枢神经系统、呼吸系统、胃肠道或泌尿生殖道。若患者正接受华法林治疗,则须监测凝血指标INR水平。

胃肠道穿孔或瘘管:出现此种不良反应,应永久停用瑞戈非尼。

高血压:高血压发病的时间通常在治疗的第一个周期。在使用瑞戈非尼前,须进行充分的血压控制。在治疗期间,前6周每周监测一次血压,而后每个周期监测一次;或可根据情况更频繁地监测。若出现严重或不可控制的高血压,则暂停或永久停用瑞戈非尼。

心肌缺血和梗死:瑞戈非尼会提高心肌缺血和梗死的发生率(0.9%)。若患者出现急性心肌缺血或梗死,暂停使用瑞戈非尼。解决后,若获益大于风险可恢复用药。

白质脑病综合征:若患者出现白质脑病,则须停止使用瑞戈非尼。

伤口愈合并发症:建议至少手术计划之前两周停止使用瑞戈非尼。手术后是否恢复,根据伤口愈合的临床判断来决定。

▮▶ 应用靶向药物呋喹替尼通常出现什么不良反应?

呋喹替尼的常见不良反应包括血液学毒性(转氨酶升高、血小板减少等)和非血液学毒性(高血压、蛋白尿、手足皮肤反应、疲乏等)。多数不良反应均可通过暂停给药、减少剂量及支持对症处理实现控制和逆转。

▮▶ 应用呋喹替尼出现不良反应如何处理?

疲乏:若疲乏继发于甲状腺功能减退、抑郁、贫血或疼痛等明确原因,则应当用药治疗这些相关疾病(专家认同度>90%)。一般采用支持治疗,如采用含有人参且有扶正固本功效的中成药,注意休息,保存体力等。

腹泻:依据 CTCAE(常见不良反应事件评价标准)腹泻分级,服用呋喹替尼期间如发生 1~2 级腹泻可服用小檗碱片, 必要时加上思密达口服;如发生 3~4 级腹泻,建议暂停用药;如恢复用药后再次出现 3~4 级腹泻,可下调一个剂量后继续用药(第一次调整剂量至每日 4mg,第二次调整剂量至每日 3mg,若每日 3mg 仍不耐受,则停药)。

高血压:美国国家癌症研究所(NCI)心血管毒性小组推荐,在开始使用 VEGF/VEGFR 抑制剂治疗之前,应当明确患者的基线血压;在治疗过程中,保持血压稳定并尽可能保持在<140/90mmHg。临床研究中观察到服用呋喹替尼可引起血压升高,一般为轻到中度,多在服药后 10 天出现,使用常规的降压药物一般即可控制。服药期间应常规监测血压的变化,如有需要,应在专科医师指导下进行降压治疗或调整呋喹替尼剂量。如发生 3~4 级血压升高,建议暂停用药;如恢复用药后再次出现 3~4 级血压升高, 可下调一个剂量后继续用药(第一次调整剂量至每日 4mg,第二次调整剂量至每日 3mg,若每日 3mg 仍不耐受,则停药)。对于出现高血压危象的患者,应停用呋喹替尼。

蛋白尿:建议定期检查患者的尿常规,动态监测血压、肾功能和蛋白尿情况,在最初两个月内每两周检查一次尿常规和(或)24 小时尿蛋白定量,之后每 4 周检查一次,发生蛋白尿时要及时就医。如发生≥2 级的蛋白尿,建议暂停用药;如恢复用药后再次出现≥2 级的蛋白尿,可下调一个剂量后继续用药(第一次调整剂量至每日 4mg,第二次调整剂量至每日3mg,若每日 3mg 仍不耐受,则停药)。

手足皮肤反应:手足综合征表现为手掌、足底红肿疼痛或指端红斑,是服用呋喹替尼后最常见的皮肤不良反应,通常为轻中度(1~2 级)。1 级手足综合征定义为出现下列任一症状:手和(或)足的麻木、感觉迟钝 / 感觉异常、麻刺感、红斑,或不影响正常活动的不适;2 级手足综合征定义为手和(或)足的疼痛性红斑、肿胀、和(或)影响患者日常活动的不适;3 级手足综合征定义为手和(或)足的湿性脱屑、溃疡、水疱或严重的疼痛,和(或)使患者不能工作或进行日常活动的严重不适。

针对手足皮肤反应的防治,建议指导患者在服用呋喹替尼期间,避免手掌和足底的机械性损伤和摩擦,如果发生中度的手足皮肤反应,可以采取一些必要的支持对症治疗,包括加强皮肤护理,保持皮肤清洁,避免继发感染;避免压力或摩擦;使用润肤霜或润滑剂,局部使用含尿素和皮质类固醇成分的乳液或润滑剂;必要时局部使用抗真菌或抗生素治疗。如连续出现 3 次≥2 级的手足综合征,且有加重趋势的,建议暂停用药;如恢复用药后再次出现≥2 级的手足综合征,可下调一个剂量后继续用药(第一次调整剂量至每日 4mg,第二次调整剂量至每日 3mg,若每日 3mg 仍不耐受,则停药)。

出血:对于具有高出血风险的患者,应慎用呋喹替尼,如果发生上消化道大出血,必须立即停用呋喹替尼,并且按照临床常规治疗,积极控制出血。

▮▶ 化疗、靶向治疗会导致免疫力下降吗?

化疗药物在杀伤肿瘤细胞的同时也会杀伤机体的免疫细胞,同时化疗药物可导致严重的粒细胞减少,从而进一步损害患者机体抗感染的能力,威胁患者生命。

靶向治疗是指在细胞分子水平上,针对已明确的致癌位点来设计相应的治疗药物,药物进入体内会特异性地选择致癌位点,与之结合发生作用,使肿瘤细胞特异性死亡,对正常组织细胞影响相对较小,所以分子靶向药物又被称为"生物导弹",靶向治疗对机体免疫功能的影响相对较小。

▮▶ 什么是免疫相关的不良反应?

PD-1 受体抑制剂阻断 T 细胞负性调控信号解除免疫抑制,增强 T 细胞抗肿瘤效应的同时,也可能异常增强自身正常的免疫反应,导致免疫耐受失衡,累及正常组织时表现出自身免疫样的炎症反应,称为免疫相关的不良反应(irAE)。

毒性主要集中在与免疫相关的器官上,如肠道、皮肤、甲状腺和肝脏,肝脏是免疫细胞蛋白的发源地,更容易受到攻击。若患者耐受能力强,严重不良反应发生率可低于 10%。毒性出现时间以先后顺序依次为:肝脏、肺炎、肠炎、甲减、甲亢、严重皮肤毒性,时间跨度不一致,以内分泌毒性恢复时间最长。皮肤毒性通常用药后 2~3 周开始出现;胃肠道毒性通常用药后 5 周左右出现;肝脏和内分泌毒性通常用药后 6~7 周出现。尽管 irAE 的发生时间不同,大多在 1~6 个月内发生,但大部分 irAE 是可逆的。

▮▶ 出现免疫相关的不良反应应如何处理?

大多数 irAE 可以通过暂停给药和(或)类固醇皮质激素得以控制,且可以逆转。出现免疫相关不良反应时,早期接受激素治疗的患者改善 irAE 预后更好,激素的治疗不会明显降低免疫治疗的疗效。

▮▶ 结直肠癌化疗药物会刺激血管吗?

化疗药物对血管会有刺激性。有些刺激性较强的化疗药物注入静脉后可引起静脉炎,主要表现为静脉部位疼痛、皮肤发红、沿静脉皮肤色素沉着、静脉呈条索状变硬和静脉血栓。

▮▶ 化疗期间有必要做中心静脉导管吗？

使用中心静脉导管输液可将药物直接输注在血流速度快、血流量大的上腔静脉内，防止药物对外周小血管的刺激和损伤，而且，有些中心静脉导管可以保留很长时间，从而避免了外周静脉反复穿刺。

▮▶ 化疗药物外渗有什么危害吗？

化疗药物外渗可引起毛囊周围炎、局部组织坏死和静脉炎。化疗药物从皮下少量渗出可引起局限性炎症，表现为局部瘙痒、红斑、触摸痛，静脉穿刺部位水肿，静脉血管走向区域发热、肿胀及疼痛等；严重的可在周围组织内广泛播散，引起皮下组织坏死，形成溃疡，需要数周或数月才能愈合。

▮▶ 化疗药物外渗后应如何处理呢？

化疗药物外渗后，首先在原静脉通路接一注射器进行强力抽吸，尽量吸出局部外渗的残液；然后在外渗局部皮下注射相应的拮抗药物。外渗部位有剧烈疼痛的患者，采用2%利多卡因和地塞米松5mg封闭治疗；抬高患肢24~48小时，促进血液回流，避免受压；记录外渗液量、输注部位、累及范围、药物浓度及患者症状。

▮▶ 中心静脉导管置入术包括哪几种？各自的优缺点是什么？

中心静脉导管置入术包括急性期使用CVC、隧道型CVC，经外周穿刺的中心静脉导管（PICC），完全植入型输液港（PORT）等。

（1）急性期使用CVC、隧道型CVC：优点是适用于所有类型的静脉治疗，可用于监测中心静脉压；规格型号全，器材成本相对较低。缺点是插管操作较为复杂；损伤较大，可能发生血气胸、大血管穿孔；感染的发生率高;需要频繁更换导管。

(2)经外周静脉穿刺中心静脉置管(PICC):优点是可用于所有的输液治疗和采集血样插管;快速方便,不需要手术室,床旁即可操作;安全可靠,保留时间长。缺点是必须有可穿刺的静脉;机械性静脉炎发生率较高。

(3)完全植入型输液港(PORT):优点是便利性、实用性较高,特别适用于对输液穿刺心存恐惧的患者;埋植于人体内的闭合静脉输液装置,无裸露部分,不需要敷料包裹;感染概率低;治疗间歇期对输液港仅需要维护一次。缺点是需要经过培训的医师进行手术植入,拆除要再进行一次手术;输液港功能发生异常时纠正手段复杂、困难;价格比传统的 CVC 或 PICC 更高。

▣▶ 经外周静脉穿刺中心静脉置管的患者需要注意什么?

(1)患者可以从事一般性日常生活和工作活动,如洗漱、做简单家务、打字、写字、不剧烈的体育活动等。但应避免盆浴、泡浴。

(2)锻炼身体时,置管侧上肢切勿剧烈运动,勿过度弯曲、伸展。避免做引体向上、托举哑铃等持重锻炼。

(3)不要用力牵拉外露部分导管,正常情况下每周更换贴膜一次,包括更换接头、脉冲式冲管、正压封管。如渗血渗液、贴膜卷起、出汗多、瘙痒、红肿、痛,应及时更换贴膜。

(4)尽量穿宽松的棉质衣服,衣服袖口不可过紧,穿脱衣服时动作要轻柔,穿衣时应先穿置管侧上肢,脱衣时应先脱没有置管的一侧上肢。

▣▶ 使用电子化疗泵输液时有哪些注意事项?

应用电子化疗泵输液时,一定住院观察,不能回家,以免电子化疗泵发生故障时不能及时处理。使用化疗泵过程中不能私自调节剂量,以免影响输注时间,进而影响治疗效果。电子泵在运行过程中,如发现异常,及时与护士联系,以便准确调整。电子泵输注完后,自动报警,如没有报警,联系护士处理。

▮▶ 化疗期间患者的饮食有哪些注意事项?

(1)适当进食一些新鲜的水果,如西瓜、猕猴桃、杏、苹果、梨、草莓等富含维生素的水果,这还具有一定的抗癌效果。

(2)合理安排饮食与化疗的时间。化疗常引起恶心、呕吐等消化道反应,因此化疗时要合理安排饮食的时间。化疗当天,饮食应清淡可口;经静脉化疗需要空腹进行,因此应在化疗3小时前进食,待化疗开始时食物已经基本消化,化疗结束后晚餐晚些吃,以减少恶心、呕吐的症状。

(3)口服化疗药物时间:饭后半小时服用较好,血药浓度达高峰时,此时已呈空腹状态,消化道反应会轻些。

(4)营养要充足。化疗期间要适当增加蛋白质、糖分的摄入,少吃高脂肪、高胆固醇类的食物,特别要保证蛋白质的摄入,多吃一些瘦猪肉、牛肉、鸡肉或鱼肉等;忌食油炸食品,少吃腌渍食品,严禁食用刺激性的调味品。

▮▶ 化疗期间患者进行什么体育运动项目好?

患者应根据自身情况适当进行锻炼,多做有氧运动,如散步、打太极拳、练气功等,这些运动量适中的体育运动适合于除卧床外的各种患者,尤其适合化疗期间的患者,可使患者身体放松、精神愉快。一般来说,上、下午各一次,每次20~30分钟为宜,以无疲乏感为原则,循序渐进。禁止剧烈活动,家务劳动也要适量,避免久坐。劳逸结合可增强患者的免疫力,希望大家纠正"患病就得整天躺在床上休息"的观点。另外,充足的睡眠很重要,要保证每天睡眠在8小时以上,最好能午睡30~60分钟,使患者在治疗期间所消耗的体力和精力得以恢复,以充沛的精力配合治疗。

直肠癌的放疗 ✏

▮▮▶ 放疗科的职责和分工是什么？

直肠癌的治疗主要依据临床分期，是多学科的综合治疗。手术是直肠癌根治性的治疗手段。放射治疗作为手术治疗的重要辅助治疗手段之一，在不同分期的直肠癌患者中同样起到重要的作用。其主要方式有术前放疗、术前同步放化疗、术后放射治疗和术后同步放化疗，其主要目的是

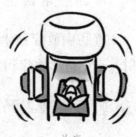

放疗

有效地提高患者的手术切除率、保留肛门率，降低局部复发率，从而提高患者的长期生存率。

▮▮▶ 直肠癌要进行放疗吗？

对于Ⅰ期直肠癌，单纯根治性手术即可获得比较满意的长期生存率，术后无需其他治疗。如果Ⅰ期直肠肿瘤距肛门缘较近，可行肿瘤局部切除手术加术后放疗，在保留肛门的同时，可获得与根治性手术同样的疗效。多项研究表明，对于Ⅱ期、Ⅲ期可进行手术切除的直肠癌，术前放疗、术前同步放化疗、术后同步放化疗与单纯手术相比，降低了患者的局部复发率，并显著提高了患者的长期生存率，成为Ⅱ、Ⅲ期直肠癌的标准治疗手段。术前同步放化疗与术后同步放化疗相比，在长期生存方面相似，并进一步降低了局部区域复发率，同时不良反应发生率更低且可能提高保肛率。对于局部晚期不能手术切除的直肠癌，术前同步放化疗是首选的治疗手段，通过术前同步放化疗，可使部分患者得到手术的机会，而对放疗后无法切除的患者，同步放化疗也可以缓解症状，达到姑息治疗的目的。

▮▮▶ 直肠癌放疗的目的是什么？

直肠癌放疗的主要目的是提高直肠癌患者的局部控制率和总生存率。早期低位直肠癌放疗联合手术治疗，主要以保留肛门为目的。

▮▮▶ 直肠癌常用的放疗技术和模式是什么？

直肠癌放疗技术及主要模式包括常规放疗（普通三野等中心照射）、三维适形放疗和三维调强适形放疗。

▮▮▶ 如何掌握直肠癌放疗的时机？

经研究表明，术前放疗结束至手术间隔时间长的患者较间隔时间短的患者总体反应率低、预后差，建议术前放疗与手术间隔时间一般以6~11周为宜。直肠癌根治术后同步放化疗时，放疗应尽早进行，延迟放疗将降低治疗疗效，建议术后放疗与手术间隔时间以不迟于术后8周为宜。

▮▮▶ 直肠癌放疗会出现哪些不良反应？

术前放疗最常见的并发症为脓肿（18.3%）、吻合口瘘（5.2%）和小肠梗阻（5.2%），术前放疗并未显著增加患者的围术期死亡率。直肠癌放射治疗的不良反应还包括：

（1）放射性膀胱炎。当膀胱照射剂量超过50~60Gy时，会出现放射性膀胱炎、膀胱溃疡及膀胱萎缩。

（2）放射性直肠炎。主要表现为便频、少量稀便或里急后重等直肠刺激症状。除此之外，前后野照射包括会阴部，该部位皮肤薄，容易出现放射反应；盆腔照射也包括部分小肠，特别是对于术后发生肠粘连的肠管，容易出现放射性损伤，严重时可发生出血、穿孔等。

▋▶ 放疗后出现肛门烧灼感怎样处理？

这是放射性皮肤损伤，治疗期间注意保持皮肤清洁、干燥，如出现Ⅰ度反应局部可涂抹滑石粉；Ⅱ度反应可外涂甲紫或外敷维生素 B_{12}、京万红软膏及外用重组牛碱性成纤维细胞生长因子。

▋▶ 放疗后出现大便次数增多怎样处理？

这是放射性肠炎，必要时口服和直肠应用抗生素，如缓解不明显可静脉给予抗感染治疗，如出现腹泻、腹痛等较重症状，可暂停放疗或减少每日照射剂量。

▋▶ 放疗是否会引发第二肿瘤？

研究表明，直肠癌无论是术前放疗、术后放疗，还是姑息性放疗，均不会引发第二肿瘤。

▋▶ 放疗后不良反应一般持续多长时间？

直肠癌放疗后不良反应的持续时间因人而异，一般情况下患者在放疗 10~15 次出现放射性反应，放疗 20 次左右达到反应的峰值，一般在此之后会渐进性缓解，在放疗结束后 2 周左右大部分患者放疗不良反应得到完全缓解。

▋▶ 放疗期间白细胞减少怎么办？

放疗期间出现Ⅰ度白细胞计数减少，一般口服升白细胞药物即可，且不用停止放疗；出现Ⅱ度白细胞计数减少，要皮下注射粒细胞集落刺激因子进行升白细胞处理，但不用停止放疗；出现Ⅲ度白细胞计数减少，要皮下注射粒细胞集落刺激因子及相应对症支持治疗进行升白细胞处理，并停止放疗。

临床试验 ✎

▐▶ 什么是临床试验？

根据国家药品监督管理局颁布的《药物临床试验质量管理规范》，临床试验的定义是指任何在人体（患者或健康志愿者）进行药物的系统性研究，以证实或揭示试验药物的作用、不良反应和（或）试验药物的吸收、分布、代谢和排泄，目的是确定试验药物的疗效与安全性。

在国外，把参加临床试验的人员称为"志愿者"，国内一般称为"受试者"，志愿者里面有健康的人，也有患者，这主要看是参加什么样的试验，肿瘤治疗相关的临床试验主要由患者参加。

▐▶ 临床试验的目的是什么？

临床试验的目的在于考察新药的疗效和不良反应。在一个新药正式上市前，医生（研究者）在得到患者（受试者）的知情同意后，让患者试用该新药，从而观察这个药的疗效和不良反应情况。

▐▶ 参加临床试验是"拿人体做试验"吗？

临床试验是新药研发的必经阶段，对评价新药的疗效和安全性有着无可替代的作用，受试者积极正确的参与是保证试验质量的先决条件。正是因为患者愿意参加临床试验，才会有新的肿瘤治疗方法不断涌现。然而用人体进行科学试验是医患关系中最敏感的问题之一，事实上临床试验有许多严格的限制，如规定药物只能在已经完成药理、毒理等动物试验，证实其疗效和安全剂量之后，并经过医学伦理学委员会的审查同意，才能开始进行人体试验。进行药物临床试验均应有充分的科学依据，而且只有在受试人群能够从研究的结果中获益时才能进行，所以临床试验的预期获益超过可能出现的损害，对受试者健康的考虑优先于科学和社会的考量。医学伦理学要求在人体试验中确保受试者的安全和权益得到最大的保障；医护人员也会尽可能采取措施以尊重他们的隐私，并对受试者资料保密，将对其身体和精神的影响降至最低。

▌▶ 临床试验是如何分期的？

Ⅰ期临床试验：初步的临床药理学及人体安全性评价试验。观察人体对于新药的耐受程度和药代动力学，为制订给药方案提供依据。

Ⅱ期临床试验：治疗作用初步评价阶段。其目的是初步评价药物对目标适应证患者的治疗作用和安全性，也包括为Ⅲ期临床试验研究设计给药剂量方案提供依据。此阶段的研究设计可根据具体的研究目的采用多种形式，包括随机盲法对照临床试验。

Ⅲ期临床试验：治疗作用确证阶段。其目的是进一步验证药物对目标适应证患者的治疗作用和安全性，评价获益与风险关系，最终为药物注册申请的审查提供充分的依据。一般应为具有足够样本量的随机盲法对照临床试验。

Ⅳ期临床试验：新药上市后由申请人进行的应用研究阶段。其目的是考察在广泛使用条件下药物的疗效和不良反应，评价在普通或特殊人群中使用的获益与风险关系，以及改进给药剂量等。

▌▶ 参加临床试验有什么风险和获益？

首先，临床试验最重要的一点就是必须符合伦理要求，也就是说必须尊重受试者的人格和权利。

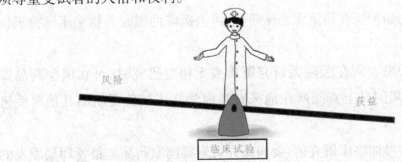

风险　　　　　　　　　　　获益

临床试验

其次，在疗效方面，目前肿瘤治疗无特效药物，新的药物在持续开发中，在前期的动物试验中已经初步观察到疗效的药物才会开始进行后续的人体药物临床试验。几乎所有的Ⅲ期、Ⅳ期临床试验和一部分Ⅱ期临床试验的设计中，试验组的治疗药物或措施都在前期研究中证明其疗效不低于目前标准治疗，所以参加这些研究的受试者在疗效方面理论上是可以得到一定保障的。

第三，安全性方面，Ⅰ期研究主要观察安全性，不能保证受试者一定是安全的；Ⅱ期研究中会进一步观察药物的安全性，一般情况下出现的不良反应是研究前可预测的，但有时也会发生不可预料的不良反应，但发生率较低；Ⅲ期研究中药物安全性较高，但也会有很少见的、不可预料的不良反应；Ⅳ期研究中药物均已经过国家批准上市，安全性可以保障。

第四，所有Ⅰ期、Ⅱ期、Ⅲ期及一部分Ⅳ期临床试验的药物和检查都是免费的，可以从一定程度上减轻患者的经济负担。

最后，在试验期间，受试者可以不需要任何理由退出研究，任何人都无权干涉。

总之，精心设计、操作的临床试验，是促进人类健康、研发新的治疗药物和方法的最快、最安全的途径。参加临床研究也是肿瘤患者的治疗选择之一。

▶ 患者如何掌握更多的临床试验信息？

（1）询问自己的主管医生所在科室有无临床研究，是否有适合自己的研究。

（2）如果所在科室无临床研究，可去医院的国家药物临床试验机构询问。

（3）患者所在医院无研究资质或无相关研究时，可在国家药品监督管理局网站上查阅所在地区有肿瘤学临床试验资质的其他医院进行咨询。

（4）参加临床研究前，要向研究者索要国家药品监督管理局颁发的资质证明,以及本研究的国家药品监督管理局的批准文件及伦理委员会的伦理批件,以保证所参加研究的正规性。

▮▮▶ 如何判断自己是否适合参加临床试验?

向主管医生咨询和商议,由主管医生根据患者的状况综合评价后决定是否适合参加临床研究。

▮▮▶ 临床试验的药物有效率一定高吗?

临床试验是一种利用安慰剂或经典药物和方案作为对照组的方式,对药物或其他医学治疗进行比较测试的过程。在临床试验中,研究者要先决定所要测试的装置或药物,再决定使用何者与其进行比较,以及需要以何种病患来作为测试对象,目的是确定试验药物的疗效与安全性。临床试验的目的是找出是否存在新的、疗效更好、更安全的治疗肿瘤的方法或诊断预防疾病、科学评估病情的方法,所以新药及新疗法均处于试验阶段,其有效率并不一定高于经典药物及方案。

其他的治疗选择 ✐

▮▮▶ 除了常规治疗,还有补充治疗和替代治疗吗?

除了手术、化疗、放疗、靶向药物及免疫治疗外,患者可能听说过其他治疗方式,如维生素、中药治疗或其他减轻压力的方式,其目的是为了促进肿瘤康复或希望患者感觉更好些。

很多人对癌症的替代治疗抱有极大的兴趣,替代治疗一定程度上可以作为常规治疗方案的补充,例如,针灸减轻疼痛,或者瑜伽放松身心。许多研究发现,虽然这些治疗方法可能并不能直接杀灭癌细胞,但是一定程度上它们可以提高患者的舒适度和幸福感,可能有助于病情的缓解。

▮▶ 患者计划进行的补充治疗和替代治疗是否应该告知医生？

患者选择的补充治疗和替代治疗不仅应该告诉其医疗团队，还应该让医疗团队充分了解患者的补充治疗和替代治疗，这对于肿瘤的治疗是非常重要的。其原因在于：

（1）癌症治疗团队可以帮助患者判断，哪些替代治疗可能是有益的，哪些是不适合的。

（2）治疗团队能够帮助患者判断，哪些补充治疗或替代治疗可能会影响正常治疗程序，影响正常的治疗效果。

▮▶ 作为癌症患者，自己还能做些什么？

大多数癌症患者最关心的，肯定是治疗如何进行和结果如何、生存时间多久，但是癌症本身与其治疗都是很复杂的过程，会带来许多生理、心理的挑战。患者应多与自己的癌症治疗团队谈论所面临的挑战和困难，需要怎样的帮助，千万不要等到已经觉得快承受不住的时候再去咨询。其实，有很多方法可以处理患者自身所面临的困境。患者应该明白，人们对待癌症的反应因人而异，这与患者的个人特点、整体健康情况、患者所获得的帮助等因素有关，患者可以提前获知可能会面临的困境并做出相应调整。最好到专业医院咨询多学科团队（MDT）的建议。

▮▶ 书面治疗计划是什么？

根据治疗规范、上级医师建议、经验、患者体质、患者意愿等因素，综合考虑制订的具体书面治疗计划。它主要包括治疗的前期准备、主要治疗方案实施计划、治疗中和治疗后的注意事项、康复期的随访计划等。

▮▶ 患者心理焦虑、恐惧、抑郁怎么办？

结直肠癌患者的心理反应极其复杂，常伴有焦虑、抑郁、烦躁等情绪,而这些负面情绪的产生与患者的自身因素、环境因素以及应对方式和社会支持等均有密切关系。首先应了解结直肠癌患者不同阶段的心理反应:

(1)确诊后心理反应。多数患者在癌症确诊时表现为对自身疾病的怀疑、否认、恐惧、怨恨、沮丧和对抗治疗等,因此出现消极、悲观情绪,不与医务人员配合。

(2)治疗阶段心理反应。经过初期的否认、恐惧、怨恨之后,大多数患者处于焦虑和抑郁状态的接受期。结直肠癌患者部分会进行手术治疗,而术后自我形象改变及治疗过程中可能出现不良反应或病情加重时,患者都会感到无助和焦虑。

(3)晚期患者的心理反应。晚期患者随着机体功能逐渐减退,会很衰弱,甚至卧床不起,因此患者会产生一种脱离社会的孤寂感,表现为惧怕死亡、淡漠和被抛弃感。

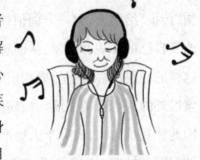

解决上述问题的对策为:首先,患者入院时就要积极与医护团队沟通,了解自身可能面临的心理状况,同时做好心理预期,通过沟通与宣教改变自身对疾病的错误认知。其次,可安排一些有益身心的活动,如散步、阅读、听音乐等,使自己心情愉悦,身心放松,情绪得到调节。必要时采取药物调理,改善焦虑等不良情绪。

▶▶ 患者是否应该将自己的焦虑和抑郁情绪告诉医疗团队?

患者应该将自身的焦虑和抑郁情绪告知医疗团队,提高自我生存意识,同时最大程度地提高生存质量。

▶ 患者如何更好地适应和接受患病的事实？

以下途径可以帮助患者更好地适应和接受患病的事实：

（1）树立正确的人生观。人生观在人的整个心理活动中处于主导地位，对人的心理起着调节、支配的作用。患者应肯定和鼓励人生观中积极的因素，克服消极因素。树立正确的人生观，可为打破患者心理障碍、恢复心理平衡打下基础。

（2）做情绪的主人。客观存在的事实既可以使人们获得成功、希望和快乐，也可导致苦闷、逆境和挫折。因此，要学会用理智的力量控制自身的情绪，要做情绪的主人，不做情绪的俘虏。

（3）重新找回自尊。癌症患者的主要思想困扰之一是自尊心的丧失。患了癌症的人，担心周围的人可能会对自己另眼看待，原因在于一方面怕"传染"给别人，另一方面怕社会地位降低，并且由于某些治疗，可能会改变自己的外貌和形象，从而感到羞于见人。大多数癌症患者都会经历这样的心路历程，但是，要相信时间会抚平一切，心理调节也会使人把健康以外的一切看得平淡。疾病的折磨可能会使人失去自理能力，患者会因此感到难为情，丧失个人尊严。当确实难以自理时，尽可能去享受家人的照顾和护理，家人会为能够在患者需要帮助时给予帮助而感到欣慰。如果身体有所恢复，患者有条件去做一些事情的话，患者一定要尽力去做，并且条件允许时，尽可能回归社会与工作。这样，患者会感到自己和正常人没什么两样，还是从前的自己，还是有能力的人。如果不得不放弃以往的工作和兴趣，患者也可以寻找或培养新的生活乐趣。

▶ 如何缓解癌症相关性疲乏？

（1）首先，应该充分认识和重视癌症相关性疲乏。癌症相关性疲乏（CRF）是由癌症本身或癌症治疗引起的，干扰机体正常功能并伴有持续性的主观上的疲乏感,是一种主观性体验,常伴有睡眠紊乱、情绪抑郁和(或)疼痛。患者常把它描述为劳累感、虚弱、疲倦、筋疲力尽,或行动缓慢、无力,一些本来举手之劳的事都要经过很大努力才能完成,患者常因为感觉过分疲乏而无法进行积极的个人和社会活动。有些患者可能有肢体沉重感,不想做任何事,无法入睡或睡得过多,不能集中注意力,有悲伤感,或是易怒。与健康者经历的疲乏相比,癌症相关性疲乏更严重、更痛苦,并且难以通过休息缓解,它可长期存在并干扰日常生活,严重影响生存质量。因此,应通过宣教让患者充分了解癌症相关性疲乏的产生机制和不良后果,从而积极配合医护人员有效地应对和缓解疲乏。

(2)对于一般情况良好的患者,运动能有效地减轻疲乏,如散步、做操、练气功等,通过有氧运动能改善患者情绪,减轻焦虑,分散患者对疾病的注意力,促进机体新陈代谢,增强机体的免疫功能,从而消除和缓解疲乏。

(3)加强心理护理。癌症相关性疲乏的重要表现是患者的主观感受起重要作用,因此加强心理护理尤为重要。来自医护人员、亲朋和社会的专业照护、关爱和支持可有效地减轻或缓解癌症相关性疲乏。

(4)如果患者病情较重,可通过药物治疗来缓解疲劳症状。同时要特别关注患者是否存在贫血、营养不良、治疗不良反应等情况,积极对症治疗。

▮▶ 患者应如何告知医生疼痛问题?

首先,患者应该了解,疼痛对人体是有伤害的,尤其是慢性疼痛已不单纯是一种症状了,而是一种疾病。一旦有疼痛,不论是早期、中期、晚期患者,都要对其给予关注,都有治疗的意义。应该充分了解疼痛是患者自对其身主观的感受,即自己去评估疼痛的情况,如疼痛的部位、性质,疼痛的时候有无其他的症状等;如果使用止痛药物,应该知道使用止痛药物时疼痛缓解的情况,有无不良反应,如有无恶心、呕吐、头晕等症状。坚决杜绝患者忍痛,或不实事求是地告知医生有关疼痛的状况。

▍▶ 患者应如何保持均衡膳食？

(1)宜多吃富含钾的食物,如苹果、橘子、玉米、鱼、瘦肉等,并多吃富含维生素的新鲜蔬菜和水果,如芦笋、白菜、萝卜等,不宜多吃油腻食物。

(2)营养要均衡。根据需要,各种营养素要相应地适量、齐全,除保证充足摄入优质的蛋白质外,一般应以低脂肪食物和适量碳水化合物为主。尽可能做到清淡和高营养的食物相结合,质软、易消化和富含纤维素的食物相结合。

(3)烹调方法和进食方法要讲究,为增加食欲,通过食物的选择、制作、烹调,创造食物良好的观感和口感。还要根据患者的消化能力,采取少食多餐,粗细搭配,流质、软食与硬食交替,甜咸互换等方式。吃饭前尽量避免油烟味等不良刺激。在患者放化疗的间歇期,抓紧食欲好转的有利时机补充营养。

(4)适当应用口服营养补充(ONS)。ONS 通常用于食物不足以满足机体需求的情况,经过科学的评估后,可应用不同组分的 ONS 有针对性地为患者补充营养物质。

(5)咖啡和浓茶鞣酸含量高,会影响铁的吸收,癌症患者应避免饮用;食物中的草酸也会影响铁的吸收,草酸含量高的菠菜、苋菜、鲜笋等应先去除草酸(开水焯过)后再烹饪。

如有条件,可在医生或营养师的专业指导下,合理地安排饮食,加强营养。

▍▶ 适度的体育锻炼是否对患者康复有帮助？

适度的体育锻炼有助于增强患者的机体免疫力和促进术后康复,但是在手术、放化疗后,患者体质较弱,不是每项锻炼项目都适合。若患者平时体质较好,做了根治术后,身体恢复较好,可以选择运动量大一些的锻炼项目,如慢跑、游泳等;若体质较差,肿瘤治疗不彻底,身体恢复较慢,则应选择散步、打太极拳之类的运动项目,由易到难、循序渐进,效果更好。如果患者在住院期间,场地有限,可以选择瑜伽、散步、按摩等;出院休养期间,则可根据自己的运动基础、体质、爱好、环境,选择地势平坦、空气新鲜、有花草树木、较为清静的地方进行有氧锻炼。

▮▮▶ 如何做一个明智的"带癌生存者"?

不少人"谈癌色变",认为患了癌症就等于被判了死刑。然而,随着社会和医疗水平的进步,越来越多的人学会从不同角度来看待这种疾病。如今,医学界和社会上出现了新的观点:癌症是一种慢性病,带癌生存就是在生活中与它和平相处。这意味着患者在学习控制症状和治疗疾病的同时,应尽量恢复日常活动。治疗中的带癌生存者应积极配合治疗,改善症状,提升生活质量;成功完成抗癌治疗的带癌生存者,应与医务人员共同制订长期的健康计划,以促进抗癌治疗后的身心康复。患者量力而行,逐步恢复正常家庭生活和社会工作,重返家庭,回归社会。

▮▮▶ 如何对待照顾患者的人?

患者在住院期间,其诊断、疾病预后及紧接而来的一连串检查治疗都是陪护人所无法控制的,陪护人由此会产生极大的无力感和不确定感。在照顾、陪同患者的同时,陪护人还有自己的生活,有的甚至还要坚持工作,使他们面临许多身心问题。医院治疗护理的重点均在患者身上,常常忽略了家属,导致陪护人主观和客观的负担加重,同时间接影响患者的身心康复。因此,应当关注、关心并帮助陪护人,体谅他们的压力和心情,与他们充分沟通,以便更好地实施疗护计划。

▮▮▶ 女性化疗后能否再妊娠?

化疗可能会对卵巢造成损伤,严重影响女性患者的生活质量。目前，女性患者化疗后生育能力的保护和生活质量的提高，已日益引起关注。相关文献认为，卵巢功能受损的程度与化疗药物类型、药物剂量、用药时间及患者的年龄相关，可能引起卵巢功能不全、早绝经和不孕。女性患者化疗后有部分仍保有生育能力，因而在化疗结束后一定时间也可以择期自然妊娠分娩。为保护女性患者化疗后的生育能力，化疗前注意评估化疗可能对生育功能产生的影响，尽量选择对卵巢功能影响小的药物，化疗前储备卵子或采用辅助生殖技术等，都有助于提高生育的成功率。

▶▶ 患者的心理康复应注意哪些问题？

肿瘤患者在诊疗过程中都会产生一些负面情绪，这可能会直接影响疾病的康复。在此提供一些简单的原则性指导，促进患者心理康复：①不要相信"癌症等于死亡"这种过时的看法，要建立"带瘤生存、和平共处、过好每一天"的新理念；②尽量将不良情绪合理地宣泄出去，患者可以向家人、朋友、医护人员诉说，主动获得社会支持，改善不良心理状态；③多接触大自然，在身体条件允许的情况

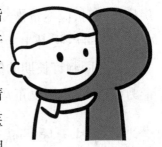

心理康复

下尽可能多去大自然中活动；④进行心理的自我调节，如通过深呼吸放松，通过打太极拳、瑜伽、冥想、养生气功等体育锻炼来调节心理状态；⑤必要时去看心理医生，应用专业的心理治疗方法和技术以及药物来改善症状。不要认为是自己造成了癌症而责怪自己。找一个和患者相互尊重、信任的医生，诊治过程中与之合作。不要对最亲近的人隐瞒自己的病情，让最亲近的人陪伴去看医生，共同谈论治疗方法。

▶▶ 中医药的介入是否影响化疗？

中医药是我国传统医学的结晶，有着悠久的历史。相对于西方医学而言，中医药对疾病病因的认识、治则治法的应用等方面均有独到的观

点,从整体上出发,可调节改善机体多种功能。国内学者的研究表明,化疗过程中联合应用中医辨证论治的方法,对改善患者的营养状况、增强体质、提高免疫力、减轻化疗的不良反应有一定效果。中医药可以作为肿瘤综合治疗的一部分。

▮▶ 确诊结直肠癌后,饮食方面应做哪些调整?

许多结直肠癌患者存在不同程度的营养不良,其发生率可达30%~50%,手术创伤和应激会使患者的消化、吸收和排泄能力均发生改变,营养不良风险升高,使患者对化疗药物不良反应的敏感性更高,承受能力降低,造成免疫功能下降,可导致化疗中断,甚至病情恶化,影响患者的康复和远期预后。因此,应选择合理的营养支持途径,改善营养状况,合理的饮食有助于疾病的康复。建议有条件的患者,选择在专业营养科医师指导下改善饮食摄入。应遵循营养全面、少量多餐的原则。一般推荐选择高热量、高维生素、低脂肪的清淡饮食,禁忌辛辣刺激性食物。研究结果显示,富含蔬菜和水果的膳食模式与癌症患者的总体生存率升高相关。除蔬菜和水果外,推荐多吃鱼和家禽,少吃红肉和加工肉类;多摄入低脂肪,而非全脂肪制品;多吃全谷物食品,而不是半成品、精粮产品;多吃坚果和橄榄油,而非其他来源的脂肪。

▮▶ 确诊癌症后,应如何向患者本人交代病情?

人们通常会担心告诉患者真实病情,可能会引发患者本人产生心理问题,并进而拒绝接受治疗。有的患者家属甚至认为,告知其真相会对患者造成极大伤害和痛苦,甚至影响其继续生活下去的信心。但是,国外学者的一项问卷调查结果显示,绝大多数患者(99%)都希望知道自己所患疾病的全部信息,几乎所有患者都不愿人们对自己隐瞒真相,都想知道治疗可能带来的益处和不良反应,以及自己的预后情况。选择合适的时机和方法告知肿瘤患者,是尊重肿瘤患者知情权的最好方式。在与患者沟通时,应选择合适的地点,确保环境安静、整洁,尽量避免受到干扰;应根据患者的具体病情及其教育程度、文化背景、经济状况、社会关系、心理及性格特点采取个体化的沟通方式;要讲究谈话的艺术,对患者不能采用千篇一律的方法告知病情。一般来说,可由浅入深逐步告知病情,使患者具有一定的思想准备,比较容易接受确诊癌症带来的心理冲击。

▮▶ 选择什么样的医院合适?

随着社会的不断进步,各行各业的分工变得越来越细,俗话说"隔行如隔山",不可能要求一个计算机网络专家拥有图像处理方面的全部知识,看病也是一样,不可能要求一个普通内科的大夫拥有比肿瘤专科大夫更多的、与时俱进的肿瘤方面的知识,所以当患者需要因结直肠癌就诊时,请选择去肿瘤专科或肿瘤医院,尽量找到合适的医疗技术和医生,保证自己得到规范、合理的治疗。晚期姑息治疗效果不好的患者,从经济和情感上应提倡其在二级医院或社区居家开展对症治疗,同样也需要在专科医生的指导下进行。

▮▶ 患者及其家属应如何配合医生的工作?

患者住院期间需要接受各项医疗检查,并尽快熟悉陌生的医疗环境及住院的相关事宜,与医护人员及时、良好地沟通,了解疾病的发生、进展、饮食调整、治疗及术后康复等方面的知识。患者家属应及时接受适当医疗、护理知识的指导,配合医生和护士共同与患者进行沟通,使患者充分认识到治疗的目的、意义及遵从医嘱的重要性,调动患者的积极性,增强患者的安全感,激发患者以乐观、自信的心态面对疾病、配合治疗和护理,促进功能恢复和心理康复,提高患者的生存质量。

▮▶ 如何正确看待癌症与死亡的关系

不要相信"癌症等于死亡"这种过时的看法,因为得了癌症并不等于死亡。世界卫生组织对癌症有"3 个 1/3"的说法,即 1/3 的癌症可以预防,1/3 的癌症可以治愈,还有 1/3 的癌症可通过医疗手段改善患者的生活质量并延长生存期。得了癌症,即使是晚期也有治疗办法,有的可以帮助患者减轻痛苦,有的还可以使患者长期带癌生存。只要积极进行规范、合理的综合治疗,得了癌症的人一样可以拥有美好的生活。

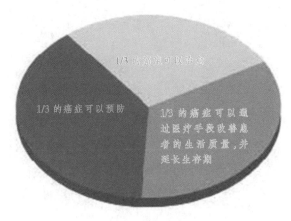

癌症不等于死亡

第四章 ◀❙❙

其他治疗指引

直系亲属不到 50 岁患上结肠癌,或在父系家族或母系家族中有 2 人及以上患结肠癌,即为有结肠癌家族史。约 1/4 的新发患者有结肠癌家族史。

早期结肠癌 🖊

▮▶ 什么是早期结肠癌？

癌细胞限于结肠黏膜层或黏膜下层，无淋巴结以及血行转移者，称为早期结肠癌。

▮▶ 早期结肠癌的治疗原则是什么？

对于结肠黏膜内癌、无高危因素的有蒂癌性息肉，以及可以完全切除的无蒂癌性息肉，采用内镜下黏膜切除术治疗即可，术后不需要其他辅助治疗。对于有高危因素的 T1 肿瘤以及不能完全切除的无蒂癌性息肉，则应进行结肠癌切除及淋巴结清扫术治疗。高危因素包括取样标本提示肿瘤组织破碎，组织学等级 3~4 级，切缘阳性或切缘未知，以及淋巴管浸润。

▮▶ 什么是结肠原位癌？

癌细胞生长未超出结肠壁的黏膜层，即为原位癌，此为 0 期结肠癌。

▮▶ 什么是结肠癌性息肉？

癌性息肉为 T1 肿瘤，即癌细胞已侵犯黏膜下层，此为 I 期结肠癌。

▮▶ 息肉形态有哪些？

息肉有两种形态：一种为有茎和圆顶的带蒂息肉；另一种为无茎的无蒂息肉，从结肠壁直接长出。

▮▶ 结肠镜下对息肉的处理原则是什么？

原位癌及癌性息肉通常可通过结肠镜切除。病理学家检查被切除的组织,以确诊是否为 T1 肿瘤。患者可能存在其他息肉,所以做整个结肠的结肠镜检查是非常必要的。

▮▶ 结肠镜在确定原位癌以及癌性息肉中的意义

结肠镜可检视肿瘤大小、形态、部位、活动度,有助于判断息肉或早期微小癌灶切除与否,对可疑病灶提取组织进行活检。在结直肠癌普查中,常作为评价各种初筛效果的"金标准",是目前结直肠癌诊断最有效的手段,对早期发现癌灶、早期治疗、提高结直肠癌术后的生存率,都有十分重要的意义。

▮▶ 什么是结肠癌家族史?

直系亲属不到 50 岁患上结肠癌,或在父系家族或母系家族中有 2 人及以上患结肠癌,即为有结肠癌家族史。约 1/4 的新发患者有结肠癌家族史。

▮▶ 结肠癌家族史在搜集病历资料中的意义

结肠癌可在家族中蔓延,而有家族史是罹患结肠癌的高危因素之一。如果一个人的直系血亲患有结肠癌,那么他(她)罹患结肠癌的风险会升高;如果他(她)的多位亲属罹患结肠癌或者其亲属在很年轻时就罹患结肠癌,那么他(她)罹患结肠癌的风险会更高。对于所有结肠癌患者,均应根据《NCCN 结直肠癌筛查临床实践指南》中的规定询问其家族史。对于有家族史的结肠癌患者,医生应向患者说明其家族成员具有相对较高的风险罹患结肠癌,并对其家族成员进行结肠癌遗传风险评估。医生可能会对患者的基因进行检测,以评估肿瘤是否存在基因遗传因素。

▮▶ 哪些早期结肠癌可以进一步手术治疗?

病理诊断为结肠癌的;可切除的结肠癌(Ⅰ期、Ⅱ期和部分Ⅲ期);有手术适应证,无绝对禁忌证的。

▮▶ 哪些早期结肠癌不建议手术治疗？

结肠癌的治疗以手术为主。但如果患者高龄、合并严重内科疾病的、不能承受手术及麻醉风险的、有手术绝对禁忌证的，不建议手术治疗。

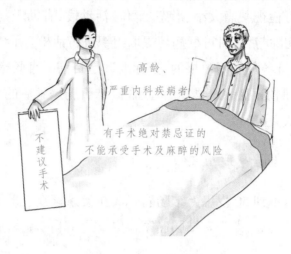

▮▶ 早期结肠癌的复发危险因素有哪些？

包括肿瘤部位、肿瘤大体类型、肠壁浸润深度、组织分化程度、分期、淋巴结转移、有肠梗阻等。

▮▶ 在结肠息肉切除术后，哪些情况应考虑进一步治疗？

息肉直径超过 1 厘米、组织学上有绒毛结构或高度不典型增生；晚期腺瘤；腺瘤位于近端结肠的；有肿瘤家族史的，以上可能均为结肠息肉的危险因素，应考虑进一步治疗。

▮▶ 早期结肠癌在哪些情况下应进一步检查？

结肠癌的早期诊断常可通过 CT/MRI、结肠镜、超声内镜等确诊，但对于以上常规检查无法确诊的情况，建议行腹腔镜检查。此外，腹腔镜下确诊后，可直接手术切除。

▮▶ 结肠癌的手术治疗原则是什么？

根据患者的全身状况和各个脏器功能状况，肿瘤的位置、临床分期、病理类型及生物学行为等决定治疗措施。要合理地应用现有的治疗手段，以期最大程度地根治肿瘤、保护脏器功能和改善患者的生活质量。

（1）全面探查，由远及近。必须探查并记录肝脏、胃肠道、子宫及附件、盆底腹膜，以及相关肠系膜和主要血管淋巴结和肿瘤邻近脏器的情况。

（2）建议切除足够的肠管，清扫区域淋巴结，整块切除。

（3）推荐锐性分离技术。

（4）推荐由远及近的手术清扫。建议先处理肿瘤滋养血管。

（5）推荐手术遵循无瘤原则。

（6）推荐切除肿瘤后更换手套并冲洗腹腔。

（7）如果患者无出血、梗阻、穿孔症状，且已失去根治性手术机会，则没有首先姑息性切除原发灶的必要。

▮▶ 标准手术治疗的要求是什么？

为了将结肠癌切除术标准化，提高手术的质量和疗效，学者们提出了"全结肠系膜切除"的概念。与直肠周围存在的解剖平面相似，结肠周围也存在由胚胎发育形成的明确的解剖学平面。脏腹膜由直肠向上延伸，覆盖左侧的乙状结肠和降结肠，直至胰腺的后方，包被十二指肠、胰头、盲肠、升结肠及右侧肠系膜根。基于以上解剖学特点提出的全结肠系膜切除，即在直视下连续锐性分离，将筋膜层从壁层分离，获得被脏层、筋膜层完全包被的整个结肠系膜，保证安全地暴露并结扎供血动脉起始部。手术范围依据肿瘤的位置和潜在淋巴转移模式来决定。

该手术可以保证获得由完整结肠系膜包被的肿瘤标本，防止因结肠系膜内血管及淋巴引流暴露而导致肿瘤播散；还可以保证对肿瘤最近前三站淋巴结的清扫，以获得最多的淋巴结检出数量。

▌▶ 手术治疗的术后病理应关注哪些项目？

应重点关注报告中的肿瘤位置、肠壁浸润深度、与周围组织器官的关系、肿瘤分化程度、淋巴结转移数目、淋巴结清扫范围、Dukes 分期、有无家族性遗传、基因表达等。

局部晚期结肠癌

▌▶ 什么是局部晚期结肠癌？

周围脏器浸润性结肠癌称为局部晚期结肠癌。通常,术前检查提示肿瘤直接侵犯或与周围组织脏器粘连时, 均视为周围脏器浸润性结肠癌,当周围脏器浸润性结肠癌患者不存在肝、肺、脑等远处脏器转移时,称为无转移的浸润性结肠癌。最近研究发现,对术前诊断为局部晚期结肠癌的患者实施肿瘤切除后, 病理学检查提示肿瘤与周围脏器之间存在两种类型的粘连:一种是肿瘤直接侵犯周围脏器或形成癌性穿孔;另一种为肿瘤所致的炎性粘连,即粘连的脏器未受癌细胞侵犯。因此,美国联合癌症委员会和国际联合癌症委员会发布的最新《结直肠癌 TNM 分期指南(第七版)》中,对周围脏器浸润性结肠癌的定义为:病理组织学证实癌细胞已浸润至周围脏器组织的结肠癌, 并将其纳入 T4 期;而受累脏器组织若为炎性粘连时, 依据病理学检查中肿瘤累及肠壁的深度分别纳入 T1~T4 期。术前临床 TNM 分期与术后病理学分期相比,有时候会存在不一致性。

研究表明,术前诊断为结肠癌侵犯或与周围脏器粘连的患者,术后病理证实受累器官组织的炎性浸润比例为 27.5%~60%,癌性浸润比例为 40%~72.5%。由此可见,有相当比例并不是真正意义上的周围脏器浸润性结肠癌。因此,明确周围脏器浸润性结肠癌的概念有助于临床医生优化对此类患者的手术方式选择及术后疗效评价。

▶ 局部晚期结肠癌要做哪些检查？

术前分期是局部晚期结肠癌最重要的一个步骤，决定着后续的治疗措施。近年来，随着影像学技术的发展，CT 和内镜超声已成为结肠癌术前诊断和分期的常用手段。CT 对判断结肠癌肿块大小以及浸润范围具有较高的敏感度和精确度，并能了解有无区域淋巴结转移，对于术前分期及治疗方案的选择具有指导意义。内镜超声对判断肿瘤大小、浸润与浸润深度、与周围组织的关系等具有诊断价值。总之，表现为浸润性结肠癌的患者应进行一整套完备的分期诊断检查，包括病理组织学检查、全结肠镜检查、全血细胞计数、血生化检查、癌胚抗原检测、胸腹盆腔 CT 扫描。CT 检查时应静脉注射和口服造影剂。如无腹盆增强 CT 或有检查禁忌，可考虑腹盆增强磁共振成像加 CT 平扫检查。各指南的共识是术前基线检查时不常规推荐进行正电子发射计算机断层扫描（PET）。当 CT 或磁共振成像怀疑是否存在转移灶，并且转移与否将影响治疗策略时，则可用 PET 进一步检查。

▶ 什么是结肠癌基因检测？

为了给 Ⅱ 期和 Ⅲ 期结肠癌患者制订治疗方案提供良好的预后和预测信息，现已对多项基因进行了研究。结肠癌 OncotypeDX 基因检测技术可量化表达 7 个复发风险基因和 5 个参考基因，并以此分为低、中、高三级复发风险。低、中和高复发风险组 3 年复发率分别为 12%、18% 和 22%。ColoPrint（Agendia）基因检测技术可量化地表达 18 个预后相关基因，并以此分为低危和高危复发风险组。与 OncotypeDX 基因检测技术相似，ColoPrint 风险评估方法也是独立于其他危险因素，包括分期、穿孔、送检淋巴结数目和肿瘤细胞分化级别。

▶ 什么情况下需要做正电子发射计算机断层扫描检查？

治疗中不应该使用正电子发射计算机断层扫描（PET）来监测疗效，

推荐使用增强 CT 或磁共振成像。PET 仅适用于常规检查不能明确分期,并且有可能通过手术进行根治的恶性肿瘤患者;复查发现肿瘤标志物持续增高,但常规检查未发现复发转移或疾病进展征象的患者。

▐▶ 局部晚期结肠癌的初始治疗是什么?

对于可切除、无转移的浸润性结肠癌,首选的手术方式是切除加区域淋巴结整块清扫。对有明显肠梗阻的可切除结肠癌,建议行手术切除并改道、支架扩张后行 II 期结肠癌切除术。支架扩张仅是为了避免结肠造口,暂用于欲行手术治疗的患者。如果肿瘤为局部不可切除或是患者不能耐受手术,推荐先行化疗和(或)靶向治疗,因为化疗和(或)靶向治疗可把肿瘤转化为可切除的肿瘤。

▐▶ 哪些情况应进行术后辅助治疗?

无转移的结肠癌患者术后辅助治疗的选择应根据分期决定。专家推荐部分 II 期及所有 III 期患者根治术后进行 3~6 个月的辅助化疗。

专家不推荐除临床试验外使用贝伐单抗、西妥昔单抗、帕尼单抗、伊立替康及免疫治疗药物作为局部晚期结肠癌的辅助治疗。

▐▶ 结直肠癌辅助化疗什么时候开始最好?

辅助化疗可以降低 III 期结直肠癌患者的复发率,但现有指南中并未明确指出术后辅助化疗的具体开始时间。目前我国 CSCO 指南推荐术后身体恢复后应尽快开始辅助化疗,一般在术后 3 周左右开始,最晚不应迟于术后 2 个月。

▐▶ 术前分期在结肠癌治疗中的意义

随着外科技术的改进、新的治疗手段以及放疗技术的进步、化疗药物以及分子靶向药物的出现,结肠癌的治疗近年来取得了长足发展。临床多学科诊疗(MDT)团队的出现,使结肠癌治疗进入了多学科综合治疗时代。多学科综合治疗是指两个以上的相关学科人员(一般包括多个学科的专家,如内科、外科、放疗科、医学影像科、病理科、介入科、护理和心理治疗专家以及社会工作者等)组成固定的工作组,针对某种疾病进行定期、定时的临床讨论会,提出综合性的诊疗意见。结肠癌治疗的第一个步骤是对患者进行包括术前临床分期在内的全面评估。临床分期是结肠癌治疗的前提,因为对病期不同的结肠癌患者,治疗的方法有显著的差异。对结肠癌的术前分期,一般采用 CT 和超声检查等进行诊断。对于术前评估不可切除的病灶,就要进行必要的术前治疗。

▶ Ⅱ期患者如何与医生商量术后辅助化疗的选择?

对于Ⅱ期结直肠癌患者,应当根据患者有无高危因素进行有区别的治疗:

(1)Ⅱ期结直肠癌无高危因素者,建议随访观察,或者单药氟尿嘧啶类药物化疗。

(2)Ⅱ期结直肠癌有高危因素者,建议行辅助化疗。化疗方案推荐选用 5- 氟尿嘧啶 /LV、卡培他滨、FOLFOX、FLOX 或 CapeOx 方案。化疗时限不超过 6 个月。近年来,正在进行探索缩短辅助治疗时间到 3 个月的研究。最终如何选择,建议遵循多学科诊疗团队的综合治疗建议。

对于以上拟行单药氟尿嘧啶类药物进行辅助化疗的患者,有条件者建议检测组织标本 MMR 或 MSI,如为 dMMR(错配修复基因缺失)或 MSI-H(微卫星高度不稳定高表达),不推荐氟尿嘧啶类药物的单药辅助化疗(因为有研究证明,此类患者并不能从氟尿嘧啶类药物中获益)。

总之,有关Ⅱ期患者是否行辅助化疗的临床决策,应该让医生和患者进行具体讨论,包括对肿瘤特征的详细解释、疗效的相关证据以及治疗可能引起的不良反应,最终让患者做出选择。也可考虑观察或参加临床试验。

▮▶ **Ⅱ期患者复发高危因素有哪些?**

高危Ⅱ期患者中,Ⅱb、Ⅱc期患者预后较差。复发高危因素包括组织学分化差(MSI-H样肿瘤除外)、淋巴管/血管侵犯、肠梗阻、神经侵犯、肿瘤部位穿孔、切缘阳性或情况不明、切缘安全距离不足、送检淋巴结不足12枚。

▮▶ **结直肠癌辅助化疗的意义**

辅助化疗的目的是杀灭残存在结直肠癌术后患者体内的微小转移灶,降低复发及后期转移风险,从而提高患者生存率。

▮▶ **哪些情况仅需要单药辅助化疗?**

(1)术后分期为Ⅱ期的结肠癌患者,错配修复功能(pMMR)正常,不包括以下几种高危因素时可考虑单药氟尿嘧啶类化疗方案:组织学分化差(MSI-H样肿瘤除外)、淋巴管/血管侵犯、肠梗阻、神经侵犯、肿瘤部位穿孔、切缘阳性或情况不明、切缘安全距离不足、送检淋巴结不足12枚。

(2)存在高危因素的Ⅱ期患者(限pMMR患者)及Ⅲ期患者,均有术后辅助化疗指征,可选择单药化疗,但推荐级别低于联合化疗方案。

(3)辅助化疗选择单药还是联合方案,要综合考虑患者的年龄、身体状况、合并疾病等;尚无证据显示联合方案可使70岁或以上患者受益。

▮▶ **辅助化疗的方案如何选择?**

目前,XELOX(CapeOx)与FOLFOX是常规推荐的临床辅助化疗方案。

▥▶ 辅助化疗疗程控制在多少周期(6 个月或 3 个月)合适？

如果选择 FOLFOX 方案化疗,那么无论患者 TNM 分期如何,均推荐行 6 个月化疗;如果给予 XELOX 方案化疗,可以推荐 T1~3N1 期患者行 3 个月治疗,而 T4 或 N2 的患者仍推荐 6 个月化疗。

▥▶ 伊立替康能否用于结直肠癌患者术后的辅助化疗？

目前,包括 NCCN 指南及 CSCO 指南均不推荐伊立替康用于结直肠癌的辅助化疗。

▥▶ 术后辅助治疗是否可以选择 VEGF 或抗 EGFR 靶向治疗？

目前,抗 VEGF 靶向药物及抗 EGFR 靶向药物均不推荐用于结直肠癌的辅助治疗。辅助治疗中加入靶向治疗会加重不良反应,而对延长患者的生存期无益。

▥▶ 结直肠癌的术后辅助治疗怎么选择？

结直肠癌的术后辅助治疗方案经过了很长时间的探索,逐步确立了术前新辅助放化疗联合术后化疗的围术期辅助治疗模式。

▥▶ Ⅰ期至Ⅲ期结直肠癌的随访要求是什么？

随访频率:

Ⅰ期:每 6 个月一次,共 5 年。

Ⅱ期至Ⅲ期:每 3 个月一次,共 3 年;然后每 6 个月一次,至术后 5 年;5 年后每年随访一次。

随访内容(无特指时即为每次):

·体格检查,强调肛门指诊。

·血 CEA。

·肝脏超声检查（Ⅰ期至Ⅱ期）。

·每年一次胸腹盆 CT（Ⅲ期或血 CEA、超声异常时）。

·结肠镜检查。

·每年一次盆腔增强 MRI（直肠癌）。

■▶ CT 检查在Ⅰ期至Ⅲ期结肠癌随访中的意义

CT 检查用于发现转移灶。如果患者符合术后复发的任一高危因素，须行 CT 检查。

■▶ 血液肿瘤标志物在随访中的意义

与结肠癌相关的肿瘤标志物包括 CA-50、CA72-4、CA19-9、CA24-2 及癌胚抗原，其中癌胚抗原的临床指导意义最大。T2 或更大肿瘤，术后应常规监测癌胚抗原，该指标的水平可间接提示病情变化，不过应结合影像学检查评价病情。术后每 3~6 个月复查一次至术后 2 年，无异常者可每 6 个月监测一次至术后 5 年；如果癌胚抗原升高而影像学检查无异常时，应每 3 个月复查一次直至癌胚抗原不再升高。需要注意的是，尽管肿瘤标记物检查简单易行，但部分患者从发病、手术，甚至复发转移，肿瘤标志物始终正常，故随访需要进行综合评估，不能仅查肿瘤标记物。

■▶ 哪些症状可能提示肿瘤复发，应引起警惕？

当患者出现无明显诱因的腹痛、腹胀等不适，排便习惯改变如腹泻、便秘或两者交替出现，黏液状便、黏液脓血便或大便变细、变形等，或疲乏、贫血、进行性消瘦、触及腹部包块等症状时，应及时到医院就诊进行排查，排除肿瘤复发。

▪▪▶ 辅助化疗的不良反应与疗效相关吗？

许多患者认为辅助化疗的不良反应与疗效相关,其实不然。不良反应因个体差异而表现不同,可以通过药物来对症治疗,与疗效无相关性。

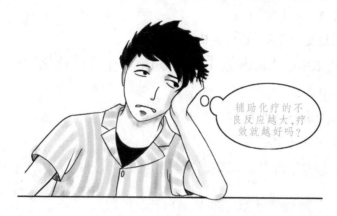

▪▪▶ 辅助化疗中应向医生咨询哪些问题？

为了能取得良好的效果并且减少化疗不良反应,化疗过程中患者应积极主动与主治医生沟通:选用的化疗有哪些不良反应,生活中有哪些注意事项及防护措施,每次化疗住院时间及化疗周期,化疗期间是否应停用目前所服用的其他药物等。患者还可以询问每次化疗费用及医保报销比例等。

初诊转移性结直肠癌 🖊

▪▪▶ 当初诊为转移性结直肠癌时,还应完善哪些检查？

约55%的结直肠癌会出现转移,当初诊时即发现转移,称为同时性转移。研究显示,20%~34%的患者会出现同时性肝转移。因此,在确诊为结直肠癌时,如果医生考虑患者可能存在远处转移,应完善各项检查，明确转移部位和数量，并争取获得病理学和相关基因检测信息，为下一步治疗提供指导。这些检查包括：

- 全结肠镜检查。
- 胸部 CT、腹部和盆腔增强 MRI。
- 血常规、生化全项。
- 癌胚抗原（CEA）、CA19-9。
- 检测 KRAS、NRAS 及 BRAF 基因，有可能检测 MSI 或 MMR、PD-L1 及 HER2。
- 有可能进行针吸活检。
- 有可能进行 PET。
- 多学科专家综合病历资料，讨论后制订合理的治疗方案。

▐▶ 为什么要做针吸活检有创检查？

通过针吸活检有创检查可获得病灶组织或细胞学病理结果，从而明确是否存在肿瘤细胞。同时可获得转移病灶的分子病理学（KRAS 基因等）指标，指导下一步治疗。

▐▶ 为什么要做正电子发射计算机断层扫描或磁共振成像检查？

通常并不经常采用正电子发射计算机断层扫描（PET）检查评估结直肠癌。但是，当其他检查项目（如 CT 或磁共振成像等）提示患者的转移病灶可通过外科手术实现根治性切除，就需要进行 PET 检查，以便发现其他检查未发现的转移病灶。如果患者存在肝转移，在评估能否接受手术根治时，增强磁共振成像检查评估较 PET 或 CT 检查更好。

▐▶ 当患者确诊为晚期结直肠癌时，为什么建议进行多学科讨论？

当患者的检查结果初步确诊为晚期结直肠癌，存在肝转移或肺转移时，建议由一个富有经验的多学科协作团队对患者的病历资料进行充分讨论，特别需要有一名具有肝转移手术经验的外科医师参加。通过多学科讨论，最后制订出适于患者的优化治疗策略和模式，明确是否存在手术根治机会。

▋▊▶ 晚期结直肠癌患者新辅助化疗的获益和风险是什么？

获益	风险
尚未发现的肿瘤能够接受早期治疗	药物性肝损伤
早期观察化疗疗效，以指导下一步治疗	如果肿瘤长得太快或缩小明显，可能失去手术机会
如果出现早期进展，能避免局部治疗	肝脏小血管损害

▋▊▶ 术前新辅助化疗或转化性化疗中有哪些注意事项？

转移性结直肠癌确诊时大多数属于不可切除病灶。然而，对于那些转移灶仅局限于肝脏的患者，而且是因为累及重要结构而不可切除者，越来越多的医生使用术前化疗来缩小转移灶体积，以便将其转化为可切除的肿瘤。但是当肝转移或肺转移灶数量众多时，单靠化疗完全根除一个转移灶播散结节的概率很低，不太可能让这类患者达到病灶完全切除的目的，所以该类患者不适合接受转化性化疗。新辅助化疗的不良反应基本与其他时期的化疗不良反应相同，掌握适应证多可使患者获益。需要注意的是，应用含伊立替康或奥沙利铂的化疗方案会有导致脂肪性肝炎的风险。因此，为了限制肝脏毒性，建议在病灶转变为可切除后尽早手术。

▋▊▶ 化疗药物 5-氟尿嘧啶的不良反应是什么？

5-氟尿嘧啶类药物是消化道肿瘤化疗的基石，其主要不良反应为骨髓抑制，如白细胞减少、血小板下降；胃肠道反应，如缺乏食欲、恶心、呕吐、口腔炎、胃炎、腹痛及腹泻等；注射局部有疼痛、静脉炎或动脉内膜炎;常有脱发、红斑性皮炎、皮肤色素沉着;手足综合征及暂时性小脑运动失调;偶会影响心脏功能。

5-氟尿嘧啶静滴给药相比静脉推注给药,不良反应更轻,应注意避免与伊立替康及奥沙利铂等同一时刻给药,以免发生严重不良反应。还有一种选择是应用卡培他滨代替5-氟尿嘧啶,与奥沙利铂或伊立替康联合应用。

▐▶ 奥沙利铂的不良反应是什么?

造血系统:可引起贫血、白细胞减少、粒细胞减少、血小板减少等不良反应,与5-氟尿嘧啶联合应用时血液学毒性增加。

消化系统:可引起恶心、呕吐、腹泻等症状,与5-氟尿嘧啶联合应用时明显加重,故建议预防性和(或)治疗性地给予止吐药。

神经系统:主要表现为以末梢神经炎为特征的周围性感觉神经病变,可伴有口腔周围、上呼吸道和上消化道的痉挛及感觉障碍,可自行恢复而无后遗症。与5-氟尿嘧啶或卡培他滨联合应用时可能加重,常因感冒而激发或加重。感觉异常可在停用奥沙利铂3~4个月后减轻,但在累积剂量超过800mg/m^{2}时,有可能导致永久性感觉异常和功能障碍。在治疗终止后数月内,3/4以上患者的神经毒性可减轻或消失。当出现上述不良反应时及时通知主管医生,医生会根据患者不良反应的程度对治疗方案进行相应调整。但如果患者病情出现进展,医生在下一步治疗中可能会重新选择,因不良反应而停用奥沙利铂。

▐▶ 停药后化疗不良反应能够改善吗?

由于化疗药物大多选择性不强,在抑制杀伤肿瘤细胞的同时对正常细胞(尤其是生长旺盛细胞,如骨髓、胃肠道上皮、发根等)也具有抑制杀伤作用,因此化疗药物在一般治疗剂量时即可使机体发生不良反应。大多数不良反应在化疗结束后减轻及消失,部分在同期给予辅助用药后减轻及消失,极少数化疗药物引发机体器质性功能病变,导致不良反应永久存在。医生会根据患者各项检查结果调整化疗方案及药物剂量,避免此类现象发生。

▌▶ 晚期结肠癌化疗需要多长时间?

晚期结肠癌无法手术根治时,医生一般会建议继续化疗和(或)靶向/免疫治疗,同时定期复查,倘若耐药就会更换方案。若上述药物均治疗失败,则建议给予最佳支持治疗或参加临床试验,以期延长患者生存期,但这样患者的压力比较大,所以临床上应用应比较灵活。如果经过化疗和(或)靶向/免疫治疗,患者病灶缩小可手术切除,则选择手术治疗,如果患者对某一化疗和(或)靶向/免疫方案敏感,应用一段时间视病情稳定,可适当延长治疗周期,或更改为单药维持治疗。

▌▶ 贝伐单抗和西妥昔单抗的应用时机是怎样的?

美国国家癌症网络专家组不推荐除临床试验外使用贝伐单抗、西妥昔单抗针对非转移性结直肠癌进行辅助治疗。二者主要应用于晚期结直肠癌患者。

贝伐单抗可抑制肿瘤的血管生成,它可与除表皮生长因子受体抑制剂及阿柏西普以外的任何方案联合,但不推荐单药使用贝伐单抗。贝伐单抗与单药伊立替康联合也是一个可行的方案。如果之前的治疗没有使用贝伐单抗,疾病进展后可考虑在后续的治疗中使用贝伐单抗。

西妥昔单抗即表皮生长因子受体抑制剂,一直被研究作为单药或与其他药物联合用于转移性结直肠癌初始治疗后进展的患者。RAS 基因突变的肿瘤对表皮生长因子受体抑制剂(如西妥昔单抗、帕尼单抗)治疗不敏感。因此,所有转移性结直肠癌患者均应进行肿瘤组织的 RAS 基因检测,原发灶或转移灶组织均可,若已知 RAS 有突变,均不应使用西妥昔单抗。RAS 基因野生型患者如果进展前的治疗中不含表皮生长因子受体抑制剂,那么进展后的治疗推荐西妥昔单抗联合化疗。如果进展前的方案含有表皮生长因子受体抑制剂,那么后续的治疗就不建议继续应用。

▮▶ 多程化疗失败后如何考虑下一步治疗?

如果患者对化疗、表皮生长因子受体抑制剂治疗及抗血管生成治疗等均失败,建议给予最佳支持治疗或参加临床试验。局部病灶进展影响生活质量时,可采取适当局部姑息治疗以提高患者生活质量。

▮▶ 结肠癌肝转移后还能手术切除吗?

肝脏是结肠癌常见的转移部位,有些初诊时即存在,有些是在诊疗随访过程中新出现,未经手术治疗的肝转移患者 5 年生存率相当低。部分患者在手术切除结肠癌肝转移灶后有可能治愈。外科手术方法可安全地应用于仅局限于肝脏的转移性病灶。潜在可切除的转移性结肠癌患者,一旦确诊即应接受多学科团队评估,包括外科会诊(即由一位有经验的肝脏外科医生参与肝转移瘤患者的讨论),来评估切除的可能性。只有当手术能完全切除所有已知病灶时才能考虑手术,因为肝转移瘤的部分切除或减瘤手术没有益处。

▮▶ 结肠癌腹腔转移后如何治疗?

伴有腹膜转移并引起梗阻或即将出现梗阻者,姑息性的手术方法包括结肠切除、转流性造口、梗阻肠段的短路手术、支架植入;然后给予有效的系统治疗。非梗阻性疾病的主要治疗是全身治疗。对浸润性转移的患者行肿瘤细胞减灭术和围术期腹腔热灌注化疗尚属于研究阶段,不推荐用于临床试验以外的患者。晚期结肠癌的化疗有多种治疗方案,主治医生开始可能会为患者选择化疗联合靶向药物的方案来进行治疗。如果肿瘤出现进展,可以继续选择二线或三线治疗。

晚期结直肠癌的全身治疗 🖊

▉▶ 什么是晚期结直肠癌的全身性治疗?

晚期结直肠癌通常随着病情的进展会转移到身体其他部位，医生要应用药物阻止病情的进展，全身性治疗包括化疗、分子靶向治疗和免疫治疗，多数通过静脉滴注给药。这与前文所提到的辅助治疗意义不同，晚期的全身治疗是以解救治疗为目的的，原则是延长生存期、减轻痛苦。

▉▶ 手术前可以行全身性治疗吗?

可以，术前的全身性治疗又称为新辅助化疗或转化性治疗。及早治疗临床或亚临床的微小转移灶，减少术后的复发和转移；降低临床分期，缩小原发病灶，增加手术机会；术前化疗可使手术时肿瘤细胞增殖能力处于最低状态，减少术中癌细胞播散。但其也有潜在的缺点：化疗可诱导肝损伤，还可能因为肿瘤早期进展，错过手术机会的"窗口期"。

▉▶ 什么是一线、二线和三线化疗?

不能手术切除或术后复发转移的患者最先被推荐使用的方案就是一线治疗，但是一段时间后由于化疗药物敏感性下降或不良反应不能耐受等原因导致复发和进展，再采用的化疗方案就是二线治疗，二线方案失败之后采用的方案为三线治疗。

▉▶ 一线化疗的标准方案有哪些?

根据国际和国内诊疗规范，目前结直肠癌一线化疗方案推荐的有：奥沙利铂联合氟尿嘧啶；伊立替康联合氟尿嘧啶；奥沙利铂联合卡培他滨、伊立替康联合卡培他滨等。此外，在此化疗的基础上可行进一步的基因检测指导分子靶向药物和免疫治疗药物的选择。

▚▶ 氟尿嘧啶和卡培他滨有什么区别？

传统的氟尿嘧啶静脉给药；卡培他滨是氟尿嘧啶的衍生药物，可以口服给药，根据患者情况合理选择给药方式。卡培他滨可以在体内转化为具有细胞毒性的氟尿嘧啶，相比之下可以降低对正常人体细胞特别是胃肠道细胞的损害。但是卡培他滨治疗过程中出现的手足综合征的概率要高于氟尿嘧啶，但此不良反应是可控的。

▚▶ 以奥沙利铂为基础的方案和以伊立替康为基础的方案有什么区别？

两者均是国际和国内诊疗规范中推荐的标准治疗方案，不良反应较少，前者神经毒性较重，后者迟发型腹泻较为严重，但是这些不良反应一般情况下都是可以控制的。

▚▶ 伊立替康导致的腹泻如何预防和治疗？

对于高危患者，即曾经接受过盆腔放疗、一般状态差、既往治疗间歇期短以及既往有慢性腹泻史的，要高度重视对延迟性腹泻的预防，进行治疗时应注意方案和剂量的选择。治疗方面应及早应用止泻药洛哌丁胺（但不建议预防给药），并补充大量液体，若腹泻仍持续且超过48小时，停用洛哌丁胺，改用其他药物，如复方地芬诺酯、蒙脱石散，并且应该开始预防性口服广谱抗生素，同时接受胃肠外支持治疗，注意保持水、电解质和酸碱平衡。此外，要特别关注是否存在感染性腹泻。

▚▶ 什么是分子靶向治疗？

分子靶向治疗是在细胞分子水平上，对已经明确的致癌靶点设计特异的药物，进入体内后会特异性地选择与这些致癌靶点相结合并发生作用,从而导致肿瘤细胞特异性死亡,但对人体正常细胞影响相对较小,所以又被称为"生物导弹"。

▮▶ 结直肠癌分子靶向治疗如何选择?

目前,结直肠癌治疗中常用的分子靶向治疗药物包括以表皮生长因子受体为靶点的西妥昔单抗和帕尼单抗(KRAS、NRAS 及 BRAF 基因均为野生型的左半结肠癌患者的首选),和以血管内皮生长因子为靶点的贝伐单抗(右半结肠癌患者的首选,无须检测分子靶标),血管内皮生长因子受体融合蛋白阿柏西普,以及多靶点小分子激酶抑制剂瑞戈非尼、呋喹替尼等在晚期结直肠癌治疗中都取得了良好的疗效。众多新的靶向药物也正在临床试验阶段。

▮▶ 什么是肿瘤免疫治疗?

肿瘤免疫治疗是通过重新启动并维持肿瘤 – 免疫循环,克服免疫逃逸,恢复机体正常的抗肿瘤免疫反应,从而控制与清除肿瘤的一种治疗方法。包括单克隆抗体类免疫检查点抑制剂、治疗性抗体、癌症疫苗、细胞治疗和小分子抑制剂等。

▮▶ 结直肠癌患者如何选择免疫治疗?

KRAS、MRAS 和 BRAF 基因均为野生型的不可切除或转移性高微卫星不稳定(MSI–H)或错配修复基因缺陷型(dMMR)结直肠患者的一线治疗可选择帕博利珠单抗;如果这些患者一线未应用免疫治疗,可在二线及以上选择免疫治疗,包括帕博利珠单抗、纳武利尤单抗和恩沃利单抗等。

晚期结直肠癌的随访

▌▶ 晚期结直肠癌无瘤生存患者的复查周期

病史和体检,每 3~6 个月一次,共三年;然后每 6 个月一次,至第 5 年,5 年后每年一次。如果复查结果异常,则可能需要进一步检查,以确定是否出现肿瘤复发或转移。

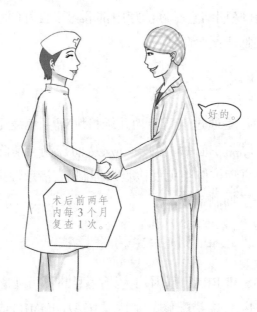

▌▶ 晚期结直肠癌无瘤生存患者复查腹部、盆腔 CT 的周期

CT 至少每年一次。可根据病情及腹部、盆腔 B 超结果,考虑每 3~6 个月做一次 CT,连续两年,如果结果正常,则每 6~12 个月做一次 CT,连续 3 年,之后每年一次。如果医生体检发现异常,癌胚抗原升高,其他检查出现异常等,则可能需要进行 PET 检查。

▌▶ 晚期结直肠癌无瘤生存患者复查 CEA、CA19-9 的周期

每 3~6 个月一次,共两年;然后每 6 个月一次,总共 5 年;5 年后每年一次。如果发现 CEA 升高,则可能需要缩短间隔时间,或根据情况进行其他相关检查。

▌▶ 晚期结直肠癌患者复查发现 CEA、CA19-9 升高怎么办?

如果 CEA、CA19-9 水平持续升高,则应根据情况进行 CT 等相关检查,必要时行 PET-CT。

▌▶ 晚期结直肠癌患者复查发现 CEA、CA19-9 升高,但 CT 检查未发现问题怎么办?

可以在 3 个月后再次行 CT 检查,或者直接行 PET-CT 检查。

▌▶ 晚期结直肠癌无瘤生存患者复查结肠镜的周期

如果术前已行结肠镜检查,则应在术后 1 年复查结肠镜。如果术前未行结肠镜检查,则应在术后 3~6 个月复查结肠镜。如果结肠镜检查没有发现腺瘤,则应在 3 年内再次复查结肠镜,之后每 5 年复查一次结肠镜。随诊检查出现的大肠腺瘤均推荐切除。

▌▶ 正电子发射计算机断层扫描(PET)比 CT 好在哪里?

传统的 CT 检查只有当疾病进展到"形态改变"这一阶段才能发现,而正电子发射计算机断层扫描(PET)将"形态改变"和"代谢异常"结合起来,以更好地鉴别诊断和定位。PET 检查价格昂贵,不推荐常规使用,但对于常规检查无法明确的转移复发病灶,其可作为有效的辅助检查。

▮▶ 晚期结直肠癌患者需要检查胸部 CT 吗？

肺是结直肠癌常见的转移部位，在诊断结肠癌时约 11% 的患者发生肺转移，而肺转移可发生在结直肠癌病程和治疗过程中的任何时期，所以应注意检查胸片或 CT，而胸部 CT 比胸片能更早地发现转移灶。

▮▶ 晚期结直肠癌患者复查发现肿物，需要再次经皮针刺活检吗？

已确诊结直肠癌的患者复查发现肿物，建议如有条件可行经皮针刺二次活检以进一步病理诊断，并送检相关基因检测。

▮▶ 晚期结直肠癌患者治疗后，无瘤生存患者复查发现新病灶还能手术吗？

晚期结直肠癌患者治疗后已经没有病灶，但复查时发现新病灶的患者中，仅约 15% 的患者可以再次手术治疗。医生可能要进行更多的检查，如 PET-CT 等，以确定是否适合再次手术治疗。

防癌抗癌新媒体科普平台

一、网站

1.中国抗癌协会：

   http://www.caca.org.cn/

2.中国抗癌协会肿瘤防治科普平台：

   https://www.cacakp.com/

3.中国抗癌协会神经肿瘤专业委员会：

   http://www.csno.cn/

4.甲状腺肿瘤网：

   http://www.thyroidcancer.cn/

5.中国抗癌协会肿瘤标志专业委员会：

   http://tbm.cacakp.com/

6.中国肿瘤营养网(中国抗癌协会肿瘤营养专业委员会)：

   http://cancernutrition.cn/ainst-1.0/

7.中国抗癌协会肿瘤心理学专业委员会：

   http://www.hnca.org.cn/cpos/

二、新媒体平台

1.中国抗癌协会官方 APP   2.中国抗癌协会科普平台(微信公众号)

3.中国抗癌协会科普平台（今日头条）　4.中国抗癌协会科普平台（微博）

5.中国抗癌协会科普平台（学习强国）　6.中国抗癌协会科普平台（人民日报）

7.中国抗癌协会科普平台（网易新闻）　8.中国抗癌协会科普平台（新华网客户端）

9.中国抗癌协会肿瘤防治科普平台　10.中国抗癌协会科普平台（人民日报健康客户端）

11.CACA 肿瘤用药科普平台　12.CACA 早筛科普平台

与医生一起
做家庭健康卫士

我们为阅读本书的你，提供以下专属服务

用药指南
随时查询药品说明书
及注意事项

交流社群
寻找一起阅读的
朋友

读书笔记
边读边记，好记性
不如烂笔头

在线复诊
在家中与医生对话，
进行在线复诊

扫码获取健康宝典